家庭服务业规范化服务就业培训指南

中国家庭服务业协会推荐

家政服务工程适用教材

催 乳 师

万梦萍 匡仲潇 主编

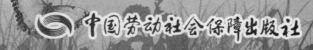

中国劳动社会保障出版社

图书在版编目(CIP)数据

催乳师/万梦萍,匡仲潇主编. —北京:中国劳动社会保障出版社,2012
(家庭服务业规范化服务就业培训指南)
ISBN 978-7-5167-0029-7

Ⅰ.①催… Ⅱ.①万…②匡… Ⅲ.①催乳-技术培训-指南 Ⅳ.①R271.43-62

中国版本图书馆 CIP 数据核字(2012)第 273944 号

中国劳动社会保障出版社出版发行

(北京市惠新东街 1 号   邮政编码:100029)

出 版 人:张梦欣

*

北京市白帆印务有限公司印刷装订   新华书店经销

787 毫米×1092 毫米   16 开本   12.5 印张   224 千字

2012 年 12 月第 1 版   2021 年 1 月第 13 次印刷

定价:**28.00** 元

读者服务部电话:(010)64929211/84209101/64921644

营销中心电话:(010)64962347

出版社网址:http://www.class.com.cn

家庭服务业规范化服务就业培训指南
系列丛书

丛书顾问

韩　　兵：中国家庭服务业协会法人代表、副会长

刘福合：国务院扶贫办政策法规司司长

丛书专家委员会（排名不分先后）

黎学清：中国老年事业发展基金会副秘书长

万建龙：江西省就业局局长

李国泰：广西壮族自治区就业局局长

丁建龙：四川省广元市劳动就业服务局局长

石　　军：北京市门头沟区妇女联合会主席

滕红琴：北京市门头沟区妇女联合会副主席

薛大苈：中国家庭服务业协会副会长兼秘书长

庞大春：中国家庭服务业协会监事会会长

李大经：中国家庭服务业协会副会长、北京市家政服务协会会长

胡道林：中国家庭服务业协会副会长、宁波市家庭服务业协会会长、
　　　　海曙81890服务业协会会长

陈　　挺：中国家庭服务业协会副会长、广东省家庭服务业协会会长

李春山：中国家庭服务业协会副会长、吉林省家庭服务业协会会长

杨志文：中国家庭服务业协会副会长、陕西省家庭服务业协会会长

沈　强：中国家庭服务业协会副会长、吉林农业大学人文学院院长、
　　　　家政学系教授

马燕君：中国家庭服务业协会培训部主任

黄学英：山东中医药高等专科学校护理系主任、教授

郭建国：中华育婴协会会长

董蕴丹：辽宁省家庭服务业协会会长

陈　华：湖北省家庭服务业协会会长

周珏民：上海家庭服务业行业协会副会长

曹　阳：辽宁省家庭服务业协会秘书长

孙景涛：深圳市家政服务网络中心总经理

卢震坤：深圳市家庭服务业协会秘书长

谢　敏：深圳市深职训职业培训学校校长

夏　君：全国服务标准技术委员会家庭服务工作组委员

本书编写人员

主编： 万梦萍　　匡仲潇

参编： （排名不分先后）

滕红琴	刘　军	张　曼	万映桃	向春丽
刘权萱	蔡定梅	孙丽平	马秀华	马德翠
杨　丽	段青民	杨冬琼	柳景章	曹　阳
谢　敏	黄　河	林友进	林红艺	段利荣
段水华	陈　丽	贺才为	江美亮	滕宝红

序　言

　　随着国民经济的发展与人民生活水平的不断提高，人民群众对社会化家庭服务的需求越来越旺。党中央、国务院及各级政府十分重视家庭服务业的发展，为家庭服务业的发展指明了道路。温家宝总理2010年9月1日主持召开国务院常务会议，研究部署发展家庭服务业的政策措施，其中重点提出：加强就业服务和职业技能培训。《国务院办公厅关于发展家庭服务业的指导意见（国办发[2010]43号）》提出：把家庭服务从业人员作为职业技能培训工作的重点，以规范经营企业和技工院校为主，充分发挥各类职业培训机构、行业协会以及工青妇组织的作用，根据当地家庭服务市场需求和用工情况，开展订单式培训、定向培训和在职培训。

　　大力发展家庭服务业，不仅可以缓解就业压力，调整经济结构，促进经济平稳较快增长，而且可以满足人们日益增长的生活服务需求。当前，我国工业化、城镇化、市场化建设加速发展，既给家庭服务业的发展提供了最佳机遇，也将使累积的矛盾和问题重重呈现。这就需要我们从事家庭服务业相关工作的决策者、管理者、企业经营者，开动脑筋、发挥集体的智慧，积极探索行业发展规律，改进和创新工作方法，从行业发展、管理服务入手，紧紧抓住技能培训、促进就业等多个环节，系统总结和推广各地的好经验、好做法，提升从业者的就业素质和技能水平，提升行业管理水平，走出一条符合中国实际的家庭服务业发展道路。

　　"家庭服务业规范化服务就业培训指南"系列丛书第一套出版后，得到社会的广泛好评，更激励了作者及时总结经验，更新培训内容。第二版除根据家庭服务业的发展情况和读者的反馈，修订、补充了部分内容，还扩充了早教师、护工、催乳师等岗位。该系列丛书吸纳国际先进的培训体系，并结合我国家庭服务业实际，以提升从业人员的服务水平、专业技能为目的，立足于学用结合，体例简明，贴近广大从业人员的实际需求，通俗易懂，操作性强；以提高家庭服务企业的核心竞争力为目的，立足于精细化、标准化管理，贴近广大企业管理人员的实际需求，高效实用。

在这套丛书即将出版之际，我真诚希望家庭服务行业的同行、家庭服务理论研究工作者和广大家庭服务从业人员，对丛书提出宝贵意见，也希望这套丛书能对中国家庭服务业的培训工作起到很好的指导作用，为国家相关部门在家庭服务政策研究、行业规范工作方面提供一定的帮助。

中国家庭服务业协会法人代表、副会长

二〇一一年九月二十一日

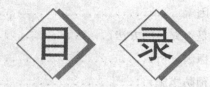

目　录

第一章　催乳师岗位认知

第二章　催乳理论知识

第三章　催乳按摩指导

第四章　催乳饮食指导

第五章　母乳喂养指导

第六章　产后回乳指导

第七章　乳房保健指导

第一章

催乳师岗位认知

 本章学习目标：

1. 了解催乳师的职业定义。
2. 熟知催乳师的岗位职责。
3. 掌握催乳师的任职条件。
4. 掌握催乳师的职业守则。

第一节　催乳师总体认知

一、催乳师职业定义

催乳师，是对专门催乳人员的一种称呼。在我国公布的职业目录中，到目前为止，并无催乳师这一职业。

催乳师又称催奶师、揉奶师，是随着社会进步和分工发展而逐渐催生出来的，是指运用生理、中医、营养等相关知识，通过饮食、按摩、心理等技术和方法，帮助产妇解决无乳、乳少、乳汁淤积等问题，并进行母乳喂养指导的从业人员。

二、催乳师发展前景

据统计，我国每小时出生2 000～3 000名婴儿，而大多数妇女分娩后都会产生不同程度的哺乳困难，其中约有70%的初产妇泌乳量不足，3%～5%可能发生乳腺脓肿而需要药物或手术治疗，导致哺乳失调，甚至提前断奶。这就意味着催乳服务领域存在一个巨大的潜在价值市场。

近年来，随着奶粉安全问题的屡屡发生，母乳喂养得到越来越多的重视和青睐。为了顺利实现母乳喂养，增强婴儿免疫力，让婴儿健康成长，每个家庭都乐意接受催乳服务。

目前催乳行业尚处于启蒙时期，市场切合点仍处于初期阶段，整个市场处于供小于求的状态。一般一个中等城市需要近百名催乳师，大城市对催乳师的需求量会更大，敏锐的有识之士将率先进入这块空白领地，来分享大块市场，所以催乳师的市场前景非常广阔。

三、催乳师岗位职责

催乳师岗位职责是指催乳师所要实现工作目标的主要方面，主要包括以下内容：

（1）在孕期、产后哺乳期实行专业化、规范化、系统化的乳房健康护理及协助。根据不同症状，用不同解决方法，一对一地进行个性化贴身服务。

（2）根据产妇个体差异、产妇乳房实际症状作出乳房风险评估，对产妇健康状况及未来患病危险性进行定量评估、分析。

（3）运用人体解剖学、中医学、心理学、营养学和其他与乳房健康相关学科的理论和方法对产妇乳房健康危险因素进行控制和处理，预防疾病，促进健康。

（4）传播乳房健康信息，指导产妇掌握乳房保健知识，自愿采纳有利于乳房健康的行为和生活方式。

（5）正确判断产妇的母乳喂养问题，鼓励产妇母乳喂养，并帮助产妇树立母乳喂养的信心。

（6）根据产妇的哺乳问题进行专业护理和操作，并针对产妇的特点和心理状态进行心理疏导。

（7）采取科学有效的方法对产妇进行正确催乳处理，并在处理过程中观察效果，发现新的情况，及时修改治疗方案，预防并发症。

（8）向产妇宣传科学育婴知识和母乳喂养知识，并进行保健指导及咨询工作。

第二节　催乳师任职要求

一、催乳师任职条件

作为一名合格的催乳师，必须具备以下任职条件：

（1）具备一定的母婴护理知识。

（2）具有亲和力与积极态度，和蔼可亲，动作敏捷、轻柔，说话文雅。

（3）具有一定的表达能力，说话明确清楚。

（4）仪表整洁、性格开朗、有耐心，热爱本职工作，全心全意为客户服务，工作认真负责，对服务对象关心体贴。

（5）具有较丰富的中、西医学专业基础知识、操作技巧以及心理学知识，并具有宣传和指导产妇和家属科学育婴、母乳喂养知识的能力。

（6）身体健康，无传染病。

二、催乳师职业道德

催乳师作为产妇健康资源管理者，通过提供健康信息，促进产妇身心健康，预防疾病。因为催乳师的工作关系到哺乳产妇的生命健康，是否具备一定的职业道德水平就成为对催乳师的基本要求。

催乳师必须遵循以下三大基本原则：

（一）尊重

以人为本，尊重人的自主性（一个人按自己的计划决定自己的行动），遵守知情同意的原则，对个人信息保密，尊重个人隐私。

（二）不伤害

催乳师在提供服务过程中不但有不伤害产妇的义务，而且有促进产妇身心健康、保护她们重要和合法利益的义务。在这里，伤害包括对躯体、精神和经济上三个方面的伤害。

（三）公正

公正包括分配公正（利益和负担公平分配）、回报公正（付出与利益成正比）和程序公正。

三、催乳师职业守则

（1）催乳师不得在年龄、身体状况、职业、民族、国籍、宗教信仰、价值观等方面歧视产妇。

（2）催乳师首先应让产妇了解催乳的性质、特点及好处。

（3）催乳师工作时，应与产妇对工作的重点进行讨论并达成一致意见，必要时（如采取某些干预措施）应与产妇签订书面协议。

（4）在催乳工作中，一旦发现产妇有危害自身或他人情况时，必须采取必要的措施，防止发生意外事件。

（5）催乳工作中的有关信息，包括个案记录、身体状况、录音、录像和其他资料，均属专业信息，应在严格保密情况下妥善保存，不得泄露。

本章习题：

1. 催乳师的岗位职责包括哪些内容？

2. 一名合格的催乳师应具备哪些条件？

3. 简述催乳师职业守则的内容。

4. 简述催乳师的职业道德。

第二章

催乳理论知识

本章学习目标：

1. 了解乳房的结构。

2. 了解乳房的生理变化。

3. 熟知异常乳房的种类。

4. 了解母乳所含的营养成分。

5. 掌握母乳是否充足的判断方法。

6. 学会分析产后缺乳的原因。

第一节　乳房基础知识

　　作为一名催乳师，必须对乳房的生理结构有一个基本认识，这样在与产妇的沟通交流中，才会显得更加专业，才能让产妇对你产生信任感，从而更好地为产妇服务。

一、乳房生理结构

　　乳房主要由腺体、导管、脂肪组织和纤维组织构成，其内部结构有如一棵倒着生长的小树，见右下图。

　　乳房腺体由15～20个腺叶组成，每一腺叶分成若干个腺小叶，每一腺小叶又由10～100个腺泡组成。这些腺泡紧密地排列在小乳管周围，开口与小乳管相连。多个小乳管汇集成小叶间乳管，多个小叶间乳管再进一步汇集成一根整个腺叶的乳腺导管，又名输乳管。

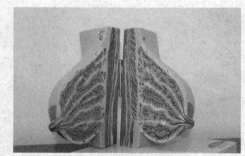

乳房生理结构图

　　输乳管共15～20根，以乳头为中心呈放射状排列，汇集于乳晕，开口于乳头，称为输乳孔。输乳管在乳头处较为狭窄，继之膨大，称为输乳管窦，有储存乳汁的作用。

二、乳房生理变化

（一）婴幼儿期

　　整个婴幼儿期乳房都处于静止状态。但是，出生的婴儿因受产妇体内雌激素影响，可能在出生后短期内有乳房肿大或乳头溢液等情况。这时，一定要注意别挤揉，顺其自然，以免造成感染，可以局部热敷以促进吸收。

（二）青春期

进入青春期后，第二性征开始发育。女性在9～12岁时，乳房开始发育。乳房先有一个乳核，慢慢发育增大，乳头凸出，同时月经来潮。青春期是乳腺纤维瘤的多发期，要关注乳房变化，是否有乳头内陷、肿块症状，如有，要及时就医。此外，及时戴合适胸罩很重要。胸罩以棉织材料为好，不宜太紧或太松。

（三）月经期

月经期由于受卵巢所分泌女性激素刺激，乳房会有周期性反应，多数女性在月经前期乳房因充血水肿出现痛胀感，经后自行消失，一般不需要治疗。女性在月经期应避免劳累，不要熬夜，保持心情愉快。

（四）孕产期

孕产期包括孕期和哺乳期，也是乳腺疾病发病率最高的时期。在这一时期，孕妇应该穿宽松上衣及胸罩，以免压迫乳房影响婴儿吸奶。怀孕5～6个月后，经常用肥皂和温水擦洗乳头，使乳头表皮增生变厚、富于弹性。

（五）更年期

很多女性进入更年期后，乳房多有松弛下垂现象。在这一时期，女性应坚持每月进行一次乳房自我检查，每年进行一次专科体检。进入更年期的女性应注意不要补充过多雌激素，以免增加乳腺癌患病概率。

（六）老年期

老年女性绝经后，由于体内雌性激素减少，其乳房发生了一些变化，如乳房体积变小、松软下垂，皮肤皱襞增加等。在这一时期，女性应坚持每月进行一次乳房自我检查，每年进行一次专科体检。老年女性应谨慎服用激素替代剂，如果服用，一定要在医生指导下进行。

三、乳房自我检查

（一）乳房自我检查时机

月经来潮后的女性一般在生理期后第7～10天内进行乳房自查，停经后及怀孕中女性应每月固定一日做自我检查。

（二）乳房自我检查方法

乳房自我检查一般可以在沐浴前后进行，主要包括沐浴前、沐浴中和沐浴后。

1.沐浴前

（1）站在镜子前举起两手手臂高于头顶。

（2）观察乳房大小及形状是否改变，皮肤是否有皱褶、凹陷，或乳头是否有分泌物。

（3）将双手放下或叉腰，并重复上述第（2）点的观察。

2.沐浴中

在检查前，指甲要剪平以免刮伤皮肤。

（1）将胸部抹上肥皂，易于滑动检查。把右手枕在脑后，左手食指、中指、无名指三指伸平并拢，借着指腹触觉轻压乳房，以顺时针方向仔细检查右侧乳房的每一个部分（包括腋窝及乳头），感觉是否有硬块。

（2）用拇指及食指轻轻挤压乳头，观察有无渗出液，特别是咖啡色、红色渗出液。用拇指及食指轻轻夹起乳头，感觉乳头及其周围是否有肿块。

（3）用右手检查左侧乳房，左手枕在脑后重复上述动作。

3.沐浴后

（1）躺下，以小枕头或将浴巾折垫于右肩下，将右手轻松地放在头下，用左手检查右侧乳房。

（2）由外而内轻压乳房，用环状方式检查整个右侧乳房，包括腋窝及右侧乳房的乳头。

（3）检查左侧乳房时重复上述步骤。

（三）检查要领

在进行乳房自我检查时，要以指腹按压，先轻压再稍微深压，见下图。

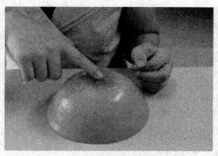

检查乳房示意图

四、异常乳房种类

常见的异常乳房有以下几种类型：

（一）多乳头畸形

多乳头畸形是由于胚胎期在乳腺上形成的乳头没有正常退化，以致在乳腺上有过多的乳头，所以又称副乳头或多余乳头。男女皆可发生，其发生率约为1‰，男性发病率与女性发病率之比为1∶5，常常有遗传史。

多余乳头最常见于正常乳头下内侧5～6.5厘米处。在多余乳头处，通常缺少乳腺组织。一般来说，多乳头症临床意义不大，当多乳头症伴随多余乳腺组织存在时，随着年龄增长有恶变的可能，所以应该尽早手术切除。

（二）多乳畸形

多乳畸形是指在正常乳腺外，在乳腺其他部位形成乳腺组织。多余乳房又称副乳。这种畸形最常见于腋窝部一侧或双侧，以双侧多见，偶见于女性阴部。

副乳腺体积有大有小。在经期、怀孕期或哺乳期，副乳腺会出现肿胀、疼痛，甚至泌乳的现象；当缺乏乳头时，更容易恶变。

（三）乳腺缺如

乳腺缺如指乳腺、乳头组织缺失。如果同时伴有胸大肌缺损、短指并指畸形，又称为Poland's综合征。由于在胚胎发育第三周时，上肢发育受阻或者分化障碍引起，乳腺缺如极为少见。

（四）乳房不对称

乳房不对称是很常见的，轻度的不对称是正常的，但是如果两侧明显不对称，特别是一侧是小乳房，另一侧是巨乳，则是一种罕见的先天性畸形。

（五）巨乳症

巨乳症又称乳房肥大、大乳房或巨乳房，是指女性乳房过度发育，含腺体及脂肪结缔组织过度增生，体积超常，与躯体明显失调。巨乳症多见于青春期少女或青年女性，常发生在两侧乳房，偶见限于一侧乳房。乳房过大是因腺体及脂肪结缔组织对雌激素异常敏感所致。

（六）小乳症

小乳症是指由于种族、遗传及营养等原因导致女性先天性乳腺发育不良，或因哺乳后乳腺组织萎缩、乳房皮肤松垂所致胸部平坦。

小乳症表现为单侧或双侧乳房过小，胸部平坦失去正常轮廓；或一侧乳房过小，使胸部形态失去对称协调。

（七）筒状乳房畸形

筒状乳房是一种罕见的乳房畸形，由于乳晕下乳腺组织在青春期过度发育所致。根据畸形不同程度而有不同的命名，如筒状乳房、管状乳房、筒样不对称乳房、疝样乳头乳晕、穹窿林乳头、乳头样乳房及二窥探样乳房等。筒状乳房畸形的详细发生机制目前尚不清楚。

筒状乳房畸形表现为：①乳房外形为圆柱形而非圆锥形；②乳房基底部周径缩窄；③乳房下皱襞位置高于正常；④乳晕很大且前凸；⑤存在第二乳房皱襞。

五、异常乳头种类

异常乳头种类见下表。

异常乳头种类

序号	类别	说明
1	乳头内陷	乳头凹陷的形状及大小不同，在凹陷边缘有环形隆起，内为可收缩组织。内陷乳头内部有纤维束牵拉乳头至乳腺组织，乳腺导管甚短且发育不良。一般为双侧发病，也可有单侧发生
2	扁平乳头	扁平乳头是指乳头直径虽然在标准范围内，但是却不够凸出，也就是乳头长度较短，约在0.5厘米以下
3	小乳头	小乳头是指乳头直径与长度都在0.5厘米以下
4	巨大乳头	巨大乳头是指乳头直径在2.5厘米以上
5	乳头皲裂	乳头表面有大小不等的裂口和溃疡，或者是皮肤糜烂。有时沿着乳头基部发生裂痕很深的环状裂口，使乳头几乎从乳晕上脱落下来

第二节 产妇泌乳知识

一、乳汁的形成过程

乳汁的基本成分是水、蛋白质、乳糖、维生素、矿物质，还有消化酶以及荷尔蒙等。

（一）乳汁产生

乳腺是由许多腺小叶构成的，其基本结构包括腺泡和导管。腺泡由一层分泌上皮构成，它分泌的乳汁首先进入腺泡腔。当腺泡周围肌上皮细胞收缩时，就挤压乳汁使其沿着与腺泡相连的小导管流出。许多邻近的小导管形成大导管，最后形成输乳管，开口于乳头顶部。

在乳汁的形成过程中，有许多激素参与，其中最重要的是脑中垂体前叶分泌产生的催乳素，以及垂体后叶产生的催产素。

（二）分泌乳汁

生乳素分泌增加，肾上腺皮质激素浓度升高，使母体充分发育的乳腺小叶开始分泌乳汁。腺叶和乳管的主要功能是分泌和储藏乳汁。在催乳素影响下，哺乳期的腺小叶内腺泡高度增生肥大，胞浆内充满明亮的乳汁。

特别提示

若大量服用含雌激素、孕激素类避孕药，可能抑制泌乳。临床上为停止乳汁分泌，常常服用大剂量的雌激素。

二、母乳营养成分

母乳含有婴儿生长发育所需要的各种营养物质。尽管科学家与营养学家不遗余力地改良乳制品，使其营养价值尽量接近母乳，但始终无法取代母乳地位。母乳所含的营养成分主要包括以下六种：

（一）蛋白质

人乳和牛乳中乳白蛋白与酪蛋白的比率不同。人乳中乳白蛋白的含量占总蛋白的70%以上，与酪蛋白的比例为2∶1；牛乳比例为1∶4.5。乳白蛋白可促进糖合成，在胃中遇酸后形成的凝块小，利于消化。牛奶中大部分是酪蛋白，在婴儿胃中容易结成硬块，不易消化，会造成婴儿大便干燥。

（二）氨基酸

人乳中含牛磺酸（氨基酸的一种）比牛乳更多。牛磺酸与胆汁酸结合，对消化有着重要作用，可以维持细胞的稳定性。

（三）乳糖

母乳中所含乳糖比牛、羊奶含量高，对婴儿大脑的发育有促进作用。母乳中所含乙型乳糖有间接抑制大肠杆菌生长的作用；牛乳中是甲型乳糖，则会间接促进大肠杆菌生长；此外，母乳中的乙型乳糖还有助于婴儿吸收钙。

（四）脂肪

母乳中脂肪球少，且含多种消化酶，加上婴儿吸吮乳汁时舌咽分泌舌脂酶，有助于脂肪的消化。因此，母乳对于缺乏胰脂酶的新生儿，特别是早产儿更为有利。此外，母乳中的不饱和脂肪酸对婴儿大脑和神经的发育有益。

（五）无机盐

母乳中钙和磷的比例为2∶1，易于吸收，对防治佝偻病有一定作用；而牛奶中钙和磷的比例为1∶2，不易吸收。

（六）微量元素

母乳中锌的吸收率可达59.2%，而牛乳仅为42%；母乳中铁的吸收率为45%～75%，牛奶中铁的吸收率仅为13%。此外，母乳中还有丰富的铜，对保护婴儿娇嫩的心血管有很大作用。

相关知识：

人奶、牛奶、羊奶成分及热量比较

人奶、牛奶、羊奶成分及热量比较，以100毫升为例，见下表。

成 分	人 奶	牛 奶	羊 奶
水（毫升）	87.5	87.5	86.9
蛋白质（克）	1.2	3.5	3.8
乳糖（克）	7.5	4.8	5.0
脂肪（克）	3.5	3.5	4.1
钙（毫克）	34.0	120.0	140.0
磷（毫克）	15.0	90.0	106.0
铁（毫克）	0.1	0.1	0.1
维生素D（国际单位）	较多	较少	较少
热量（卡）	68.0	66.0	71.0

三、产妇乳汁分类

（一）按照产后时间划分

按照产后时间的不同，可以将母乳分为初乳、过渡乳、成熟乳和晚乳。其中，初乳和成熟乳最为重要。

1.初乳

产妇产后7天内分泌的乳汁称为初乳。初乳呈黄白色，稀薄似水样，免疫球蛋白含量很高，产后第一天最高。初乳含有中性粒细胞、巨噬细胞和淋巴细胞，直接参与免疫反应，具有轻泻作用，可促使胎粪排出，减少黄疸的发生。

2.过渡乳

产妇产后7～14天所分泌的乳汁称为过渡乳。过渡乳蛋白质较初乳少，脂肪和乳糖含量较初乳多，但是含奶量会越来越多。

3.成熟乳

产妇产后14天，乳汁稳定下来，称为成熟乳。成熟乳呈白色，脂肪、乳糖、消化酶逐渐增加，分泌量逐渐增加，含无机盐和维生素能满足6个月内婴儿的营养需要。但是，成熟乳含铁较少，4个月时要为婴儿添加含铁元素食物。

4.晚乳

产妇产后10个月以后的乳汁，称为晚乳。晚乳中各种成分含量均有下降，分泌量减少。为保证婴儿营养，应及时添加辅食。

（二）按照母乳分泌先后划分

每次喂奶时，根据母乳分泌先后，乳汁可以分为前奶和后奶。

1.前奶

先吸出来的奶叫前奶，它虽然看上去比较稀薄，却富含水分、蛋白质，因此纯母乳喂养的婴儿，在出生后4个月内一般不需要额外补充水分。

2.后奶

前奶以后的乳汁，变成白色，比较浓稠，这便是后奶。后奶富含脂肪、乳糖和其他营养素，能提供许多热量，保证婴儿吃后不会经常饿。

 特别提示

哺乳时不可将开始乳汁挤掉，让婴儿尽量吃空一侧再换，保证婴儿摄取足够营养。如果只吃前奶，婴儿会比较瘦小；只吃后奶，又会缺少水分和蛋白质。

（三）按照奶的浓稠度划分

根据奶水的浓稠度，可以分为稀奶和稠奶两种。

一般来说，如果产妇平时膳食平衡，营养均衡，奶水会比较浓，奶水的营养相对比较丰富；如果产妇营养跟不上，吃的东西比较稀，奶水也会稀一点。

奶水稀一次两次无所谓，如果一直这样，就难以满足婴儿的营养需求，因此，要随时关注婴儿的生长发育是否达标，一旦营养跟不上，就要添加一些富含蛋白质的辅食。

但是产妇营养过于丰富也不好，那样奶水有时会飘着一层油，婴儿吃了这样的奶因无法消化，很容易出现"脂肪泻"。

四、影响泌乳因素

（一）乳房腺体组织

1.乳房腺体组织的作用

乳房主要由脂肪、结缔组织和腺体组成，但只有腺体组织有泌乳作用。所以，泌乳量的多少与乳腺组织的成分成正比，与乳房的大小、形态无直接关系。乳房外形发育得再好，如果有分泌功能的腺体组织很少，乳量也不会很多；相反，乳房体积虽小，但有分泌功能的腺体组织如果很多，就能分泌出足够的乳汁。

2.乳腺管

因为乳房内有很多腺泡，乳汁分泌后必须从乳腺管转到输乳管。如果其中的任何一个腺小叶或腺泡堵塞，都会影响乳汁畅通，乳汁不畅通就会影响乳汁分泌。按摩是畅通乳腺管的最好办法，通过穴位按摩可以改善乳房血液循环，疏通乳腺管，避免乳汁淤积、乳房肿胀、乳腺炎的发生。

（二）饮食调理

产前加强营养是为了母体健康和胎儿发育，产后加强营养则是为了母体康复和婴儿成长，两者同样重要。产妇在生产过程中消耗大量能量、精力，需要一个康复的过程和条件。因此，产妇应多进食营养丰富的食物和汤类，不仅能补充足量的蛋白质，也能改善糖、脂肪和水分，保证丰富的矿物质和维生素，以增加奶量和提高奶质，满足婴儿成长需要。

（三）精神因素

产妇哺乳期焦虑、烦恼、恐惧、不安等情绪变化，会通过神经反射而影响乳汁的分泌与排出。据研究表明，抑郁产妇的泌乳始动时间（指婴儿娩出后乳汁首次自乳房溢出的时间）延后，乳汁分泌量较少。

由于情绪低落、易疲乏、饮食和睡眠欠佳，使母乳喂养信心不足，易形成恶性循环。因此，产妇应保持精神愉快，充分休息，应有母乳喂养的自信心，相信会有足够的乳汁喂养婴儿。家人应积极配合，营造愉快和谐的氛围。

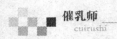

（四）身体素质

身体健康是哺乳正常的基本条件，没有健康的身体，要维持正常的哺乳是很难的事情。如果产妇患严重的贫血，或有慢性消耗性疾病，如肝炎、结核甲状腺疾病等，或分娩时失血过多、难产、剖宫产、产后感染等，都会导致自身营养严重缺乏，很难维持正常哺乳。

（五）婴儿是否吮吸

吮吸是新生儿一出生就有的一种本能动作，新生儿吮吸刺激得越早，乳汁分泌得就越早。现在主张新生儿出生后半小时内哺乳，虽然此时母乳尚未分泌，但这种刺激却给了神经系统一个泌乳信号。

（六）喂奶方法

喂奶时应左右乳房轮着喂，先吸空一侧乳房再换另一侧。下次喂奶应从上次喂奶时最后被吸的一侧乳房开始。

如果母乳量多，婴儿在10～15分钟就可吃饱。如果有多余的乳汁应用手或用吸奶器挤出，以利于乳房的排空和乳汁的再分泌。否则，乳房里由于有剩余的乳汁，会使乳量分泌越来越少，而且容易发生乳腺炎。

五、判断母乳是否充足的方法

在正常情况下，产后乳汁分泌量逐渐增多。营养状况良好的产妇，每日可泌乳800～1000毫升。在哺乳的前6个月，平均每天泌乳量约为750毫升，其后6个月平均每天约为600毫升。

（一）留意乳房满涨情况

母乳是否足够，产妇自己可以通过乳房满涨情况来判断。乳房的满涨有两种情况：

（1）乳房如要撑爆一般地涨，有乳汁从乳头不间断地溢出满涨感。

（2）乳头挺立，乳尖会有触电的感觉，并会有乳汁溢出的满涨感。

如果以上两种情况都有，或者只有其中一种情况，都说明母乳足够。如果以上两种现象都没有，而且乳房回到怀孕前大小，说明母乳已经不足。

（二）婴儿体重变化

婴儿体重是否正常增长可以反映母乳量是否足够，新产妇可以用每隔一周称一次婴儿体重的方法来确认母乳是否足够。

（1）婴儿出生4~5天之内会有生理性的体重下降。

（2）如果婴儿一周的体重增长大于125克，一个月体重增长在500~1 000克之间，这种正常生长发育说明母乳是足够的。

（3）如果在一周内婴儿的体重连100克都没有增加，有可能是母乳不足。

（三）喂奶时间长短

喂奶时间很长但喂奶间隔时间很短，很可能是母乳不足。

（1）婴儿出生后1~2周内，由于母乳分泌不稳定，婴儿还没很好掌握吸奶方法，所以一次喂奶肯定不可能让婴儿吃到足够奶。这个时期喂奶频率通常是一天10~15次。

（2）过了调整期后，喂奶频率自然而然就会缩短到每隔3个小时左右一次。婴儿经常会出现一边吃奶一边睡着的情况。

 特别提示

　　如果婴儿一直持续不断地吸乳头却听不到连续吞咽声，或者吃完奶没过半个小时又要哭闹着吃奶，就要考虑可能是母乳不足。

（四）婴儿情绪和睡眠

产妇可以通过观察婴儿情绪好坏以及睡眠时间长短来判断母乳是否足够。

（1）胎儿期时，婴儿在产妇肚子里会每隔20分钟醒一次，且不断地反复。出生之后，婴儿还会保留这一习性。等到婴儿大一点后，若吃完奶后睡眠时间短于1小时，则有可能是母乳不足。

（2）除了由于衣服过紧、尿布脏了、太热或者太冷、生病等原因引起婴儿哭闹外，如果发觉婴儿心情不好，经常睡醒了就哭闹不安，可能是母乳不足。

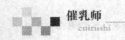

六、产后缺乳原因分析

产妇乳汁少，不能满足哺乳需要，甚或全无者，称为产后缺乳。缺乳以产后第 2～3 天至 15 天内为常见，也可发生在整个哺乳期。发病率约为 20%～30%，中医称为"产后乳汁不行""乳汁不足"或"产后乳无汁"等。其原因如下：

（一）没有尽早哺乳

未能尽早哺乳、哺乳时间短、次数少，都是乳汁不足最常见的原因。

一些产妇担心哺乳后影响形体美观，不想给孩子喂奶，即使勉强给孩子喂奶，次数也相对较少。由于缺少吸吮刺激，致使乳汁的分泌越来越少。

（二）饮食结构改变

有些爱美女性为了追求身材苗条，吃得很少，而且强调多吃水果、蔬菜，少吃肉食、主食，这种偏食现象会导致产妇体内的蛋白质、脂肪等营养物质缺乏，当然乳汁也不会多。

（三）精神因素影响

快节奏的现代生活、紧张的工作环境等客观因素使人的情绪产生了极大的波动，烦躁、惊喜、忧愁、郁闷等情绪随时都可能发生，这些因素通过产妇大脑皮层影响垂体功能，抑制催乳素的分泌，导致缺乳。

（四）内分泌作用

女性垂体分泌的催乳素，它的作用是使已经发育成熟的乳腺分泌乳汁，环境的影响及各种疾病的困扰，都会影响女性垂体的功能，从而抑制催乳素的分泌，导致产妇缺乳。哺乳期内若服用避孕药，大剂量的雌激素也可导致产妇缺乳。

（五）胸罩作用

现代女性习惯使用胸罩，如果产前戴胸罩过紧，限制乳房发育，在胸罩的压迫下致使乳头和胸罩之间摩擦加剧，造成乳管堵塞，引起乳汁少或无乳现象；胸罩、衣服纤维堵塞乳头上的乳孔也会让产妇缺少乳汁。为了避免这种情况的发生，在怀孕期就应该注意：

（1）不要戴过紧的胸罩。

（2）戴棉织品的胸罩。

（3）不要将胸罩与其他衣服混在一起洗。

（4）每次换用胸罩前要将其内侧的灰尘、纤维拂净。

（5）坚持擦洗、按摩乳房，注意乳头卫生。

相关知识：

哺乳期如何选择合适胸罩

女性乳房外观呈半球形，内部由腺体组织、支持组织和起保护作用的脂肪组织组成。乳汁是通过乳房内腺泡生成并经输乳管排出的。女性在哺乳期，乳房解剖及生理学特征都相应地发生了变化，产后1周左右女性会感到乳房肿胀。大多数哺乳期女性会发觉原来的胸罩小了或不合适了。那么如何选择合适的胸罩呢？可以从以下几个方面去选择：

1.胸罩型号

确定胸罩型号，需要测量自己乳房的以下3个数据。

（1）胸围：沿双侧乳房下缘，双侧肩胛骨下角围一圈的长度。

（2）乳峰高度：乳房根部至乳头的距离。

（3）两侧乳头间距：两侧乳头之间的水平距离。

得到上述3个数据后，再根据所得数据选择胸罩型号，基本上能选择到较合适的胸罩。但是，由于目前市场上销售的胸罩多数未全部注明上述3个数据，所以产妇可自带皮尺挑选胸罩。

2.胸罩质地

胸罩最好是棉制的，因为棉布柔软、吸汗、透气性好。目前市场上仿棉制品也可以选用，但最好不要选择尼龙、化纤制品，因为尼龙，尤其是化纤制品不仅吸湿性、透气性差，而且其细小纤维可引起乳腺管口堵塞。

3.胸罩松紧

戴松紧适宜的胸罩，对乳房可以起到支托作用，使乳管保持通畅，有利于改善乳房的血液循环，对于防止发生乳腺炎、乳房下垂以及断乳后乳房外形恢复起到不可忽视的作用。为了给婴儿喂奶方便，可根据上述方法挑选一种两侧开窗的胸罩。

（六）药物影响

产妇若服用了含雌性激素的避孕药，或因疾病正在接受某些药物治疗，有时会影响泌乳量，因此，在哺乳期，应避免使用这些药物。在就诊时，产妇应及时告知医生正处于哺乳期。药物对产妇泌乳或婴儿的具体影响，见下表。

药物对产妇泌乳或婴儿的影响

序号	药物	对产妇泌乳或婴儿的影响
1	乙醇（酒精）	普通剂量不经由乳汁排泄
2	氯仿	由乳汁排泄
3	巴比妥盐类	经由乳汁排泄，但剂量小，不致使婴儿发生反应
4	溴剂	可使婴儿发生皮疹
5	吗啡	对乳汁没有影响
6	阿托品	可使乳汁显著减少，并能通过乳汁影响婴儿
7	东莨菪碱	仅有极少量存于乳汁内
8	烟草素	可出现于乳汁内且可使泌乳量减少
9	酚类物质	仅有极少量达到乳汁内，对婴儿大便无显著影响
10	磺胺类	在乳汁内有游离和结合的两种形态存在，产妇停止服用后几天内，乳汁内仍存在此药，一般对婴儿不发生中毒作用
11	青霉素	少量由乳汁排出
12	乌洛托品	服用1小时后，乳汁内可含有高浓度的乌洛托品
13	碘	极少量由乳汁排出
14	氟	有少量存于乳汁内
15	麦角碱类	由乳汁排出，有些婴儿可发生中毒现象

过度劳累和营养不良可使泌乳量减少。泌乳与年龄、胎次和产妇的健康状况等也有关系。一般初产妇乳量较少；大龄初产妇泌乳更显著地减少。产妇若患有慢性消耗性疾病、急性传染病和贫血等，泌乳量也将受到影响。

（七）过早添加配方奶或其他食品

由于婴儿已经吃了其他食物，并不感觉饥饿，便自动减少吸奶的时间，这样一来，乳汁量便会自动减少。

（八）哺喂方法不当

有些产妇担心婴儿吃奶太多消化不了，而对哺喂次数和喂奶时间加以限制，结果乳房乳汁不能排空，造成乳汁淤积转而影响乳汁分泌，导致乳汁分泌减少。

哺喂母乳不必有固定的时间表，婴儿饿了就可以吃；每次哺喂的时间应由婴儿自己来决定。

特别提示

有时候婴儿的嘴离开妈妈乳头，可能只是想休息一下，喘一口气（吮吸奶汁对婴儿来说是很累的），或是因为好奇心想要观察周围的环境等。

（九）产妇营养不良

产妇平日应该多注意营养，不偏食、不节食，以免影响乳汁的分泌；最好多食用富含蛋白质的食物和适量的流食，并注意营养均衡。乳汁开始分泌后，如发生营养不良、精神恐惧或抑郁，会直接影响丘脑下部，致使垂体前叶催乳激素分泌减少，导致乳汁不分泌或分泌量减少。

（十）人工吸乳方法不当

有的产妇开始上班后，不便直接哺喂，便用吸乳器吸出母乳喂食婴儿，没想到却越吸越少，此时应先检查人工吸乳器是否损坏。由于大多数人工吸乳器并不像婴儿的嘴那样具有增加母乳量的能力，因此在人工吸奶时千万保持耐心，慢慢将奶吸净，使乳房像婴儿吮吸一样排空乳汁。

（十一）产妇睡眠不足

有的产妇既要给孩子喂奶又要工作，十分耗费精神和体力，建议这一类型的产妇应放松心情，多找时间休息，保证足够的睡眠，这会有助于解决暂时乳汁不

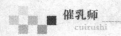

足的问题。

（十二）垂体功能低下或孕期胎盘功能不全

垂体功能低下或孕期胎盘功能不全时，由于促性腺激素、促肾上腺皮质激素、生长激素，以及雌、孕激素分泌不足，阻碍乳腺的发育，进而影响产后乳汁分泌。

七、产后缺乳预防措施

（一）劳逸结合

产妇应注意休息，保持生活有规律，保证睡眠充足，精神愉快，防止过度劳累，晚上最好有专人护理婴儿。

（二）及早哺乳

产妇应在产后及早哺乳，以刺激乳汁尽早分泌，应将新生儿断脐后30分钟内放在产妇胸前并帮助新生儿吸吮乳头。因为吸吮反射是人的本能，这一反射在出生后10～30分钟最强。早接触早吸吮，有助于母乳成功喂养。

吸吮还可以使产妇脑垂体释放催产素和催乳素。催产素可以加强子宫收缩，减少产后出血；催乳素则可刺激乳腺泡，提早乳房充盈，延长母乳喂养的时间。

 特别提示

按需哺乳，不要定时喂奶，只要婴儿饿了就可以喂奶。一般间隔3小时喂奶一次，每次约15～20分钟，两侧乳房交替进行，尽量使乳房排空，以保持乳房的最大分泌量。

（三）早治疗

如果产后乳房有问题，一定要在第一时间予以治疗或处理，一般包括以下几种情况：

（1）乳头皲裂者，要用清水擦洗乳房，避免用肥皂水或酒精等刺激物清洗。鼓励产妇克服怕疼心理，指导正确喂哺方法。乳头皲裂较重者，暂停哺乳24小时，挤出乳汁喂养婴儿。

（2）乳头扁平及凹陷的产妇，应做伸展及牵拉练习，用乳头牵引器抽吸乳头效果更佳。

（3）母婴患病，不能哺乳，应先将乳汁挤出，每天挤奶至少6～8次，以保持泌乳。待去除疾病后，继续母乳哺养。

（四）注意预防并发症

若产后缺乳属因乳腺腺叶或小叶的导管堵塞或不良哺乳习惯（不按需哺乳、乳汁不吸空），致乳汁未能排空，可并发积乳囊肿。此外，乳汁淤积者易于继发感染，由此并发急性乳腺炎。

第三节 哺乳期常见乳房疾病

一、哺乳期引起乳房疾病的原因

（1）如果让婴儿长时间睡眠，夜间不喂母乳或不排出乳汁，哺乳不规律，就会影响乳汁分泌，导致乳汁淤积或少乳。

（2）不良哺乳姿势和方法。正常哺乳时婴儿上下唇外翻呈圆形含住乳头及大部分乳晕。当婴儿只含住乳头（部分乳头），乳头乳晕发硬时，就会将乳头吸成斜面或溃破，使乳口歪斜，影响乳汁流通。躺着喂奶，婴儿含着乳头睡觉，每次哺乳时只喂一侧乳房而另一侧不喂也不挤出等，都会引起乳房疾病。

（3）产妇的饮食。过食油腻、甘甜、高热量饮食，贪吃时令食物、水果和刺激性食物，睡前加餐等都可能引发乳房疾病。在婴儿哺乳量少、产妇活动少或有乳房疾病时，会使乳汁发酵，影响乳汁质量。

（4）产妇情绪低落、忧愁、激动、生气，精神上受到不良刺激时，会使乳汁分泌减少或乳汁淤积。

（5）乳房组织受压。如胸罩过紧、穿着紧身衣服等，都会影响胸部血液循环而致病。

（6）使用吸奶器或对乳晕部过度挤压。乳晕部是调节出乳的重要部位，使用吸奶器会引起乳房组织拉伤、乳管狭窄、乳头肥厚，导致出乳不畅、婴儿吸吮困难，使乳头歪斜、皲裂，诱发乳腺炎。

（7）乳头凹陷、扁平和畸形。由于产前或产后没有及时矫正，婴儿含不住乳头，导致乳汁淤积、乳房肿胀。乳头常常被吸破，乳头皲裂、感染会引起乳腺炎。

（8）当乳房出现硬结、出乳不畅时。不正确的乳房按摩，大人帮助婴儿吸奶，用梳子梳或用细丝插入乳管等土方通乳等，会波及周围组织，加重病情。

（9）在分娩或患病时需要用药。由于药物影响，使乳房基底部变硬、粘连，乳汁分泌不足或排乳不畅。

（10）乳房外伤。包括粗暴、有疼痛乳房按摩，重者会引起乳腺炎脓肿形成。

（11）用肩部工作的人、哺乳时产妇姿势不正确。肩部用力，容易患乳房疾病。

（12）产妇吸烟、喝酒。

二、乳房乳汁淤积症

乳房乳汁淤积症是绝大部分初为人母者最先遇到和体验到的乳房"急症"。由于乳汁不能排出或排出不畅，致使乳汁淤积于乳房内而形成。在哺乳期内，乳房内乳汁分泌和充盈，乳房出现胀、硬，甚至有点疼痛感都属正常现象，因为在将近一年的哺乳期中，任何一支或数支乳腺导管发生堵塞或狭窄，都可能导致乳房乳汁淤积。乳房乳汁淤积的程度分以下三种：

（一）正常乳房充盈

正常乳房充盈表现为乳房有膨胀感，有时也伴有隐痛，触摸时有块状，婴儿哺乳或用吸奶器吸出后，乳汁排空，症状消失。

（二）乳房乳汁淤积

乳汁继续淤积，乳房膨胀则继续加重，使乳房皮肤变厚、变硬、疼痛加重，其结果可导致乳头不能挺立，婴儿吸吮困难，不易吸出奶汁。

（三）乳管堵塞及乳腺发炎

当乳房膨胀进一步加重时，乳腺组织水肿，乳腺导管变得狭窄，乳汁不能外排，乳房内的血液循环和淋巴回流受阻，乳房更加膨胀，乳房皮肤呈水肿发亮、变硬，进而发热、剧痛，如不及时处理，将导致急性乳腺炎发生。

三、急性乳腺炎及乳房脓肿

急性乳腺炎属于中医所指的"乳痈"，是哺乳期女性最常见的疾病，尤其是初产妇更为多见，且往往在产后 3 ～ 4 周内发生，多为细菌感染所致。

当产妇的哺乳技巧和婴儿的含吮姿势不正确时，乳头会发生皲裂。皲裂一旦发生，细菌可以侵入乳房内淋巴管及乳叶间的组织而引起感染。淤积在乳房内的乳汁，也是细菌繁殖的良好培养基，加上产妇产后全身抗感染能力下降，就容易导致乳腺炎发生。

急性乳腺炎早期，由于乳汁淤积，乳房会有搏动性疼痛，局部皮肤微红、微热，出现高热、寒战等。如果不及时处理，红肿将进一步加重，疼痛更剧烈，高热不退，很快进入脓肿形成期，其症状为：乳房肿块并出现波动感，由于肿块深浅不一，肿块成脓期又不一致，会出现持续高热不退现象。严重时可并发全身化脓性感染，发生败血症。

四、乳房湿疹

乳房湿疹是一种乳房皮肤过敏病变，多发于哺乳期女性，大多数为双侧乳房同时发生，少数为单侧，病变部位于乳头、乳晕，特别是乳房下部。

（1）急性期时皮肤为粟粒样的小丘疹，皮肤潮红，时有点状渗出和糜烂面，有时有痂皮和脱屑现象。

（2）慢性期时皮肤变粗糙，乳头皲裂。

 特别提示

无论是急性期还是慢性期，都有奇痒、乳头疼痛症状，婴儿吸吮时乳房有剧痛感，停止哺乳有助于治愈。

五、乳房外伤

在哺乳期，尽管乳头表皮富有韧性，但是乳头都有发生皲裂或因婴儿吸吮用力过大而发生乳头损伤的可能。不管是乳头皲裂或损伤，乳头上都或多或少地出现渗血或有淡黄色渗液，婴儿吸吮时，可将血液吸入胃内，形成婴儿假性黑便。

靫裂和损伤面都可能造成细菌侵袭和感染，婴儿吸吮时都有发生口腔黏膜炎的可能，因此，对乳头靫裂和损伤，都应给予重视并及时治疗，以免影响母婴身心健康。

本章习题：

1. 简述乳房自我检查的方法。

2. 异常乳房有哪几种类型？

3. 异常乳头有哪几种类型？

4. 影响泌乳的因素有哪些？

5. 如何判断母乳是否充足？

6. 产后缺乳的原因有哪些？

7. 对产后缺乳应采取哪些预防措施？

8. 引起乳房疾病的原因有哪些？

9. 乳房乳汁淤积症的程度分哪几种？

第三章

催乳按摩指导

本章学习目标：

1. 了解按摩的概念。
2. 熟知按摩对身体各系统的作用。
3. 熟知按摩介质的种类与作用。
4. 掌握各种按摩手法的要领。
5. 掌握催乳的常用穴位。
6. 学会催乳取穴的方法。

第一节　中医按摩知识

一、按摩概念

按摩是利用手、足或器械等进行各种手法操作，刺激人体体表部位或穴位，以提高或改善人体生理功能、消除疲劳和防治疾病的一种方法。

二、按摩作用

古代中医学认为按摩可以疏通经络、行气活血、通利关节、整形复位。

现代中医学认为按摩可纠正解剖位置的失常，通过按摩可以调整内环境的紊乱。按摩对身体各系统的作用，见下表。

按摩对身体各系统的作用

序号	身体系统名称	按摩作用
1	皮肤	（1）使局部毛细血管扩张，血流加快，组织代谢相对提高，局部营养物质交换加强，皮肤温度升高 （2）消除衰老上皮细胞，减少皮肤皱纹，使肌肤既有光泽又有弹性
2	神经系统	（1）兴奋。大强度、频率高、时间短的手法，如重推、叩击、搓法 （2）抑制。小强度、频率低、时间稍长的手法，如轻揉、轻拍、轻推、轻擦等 （3）镇定。止痛作用，按压、指弹
3	循环系统	扩张血管，改善循环，静脉血回流加快，加强代谢
4	呼吸系统	呼吸加深、加快，改善肺通气量
5	消化系统	加快胃肠蠕动，预防便秘，促进消化功能
6	运动器官	升高局部温度，克服肌肉黏滞性，预防肌肉萎缩，预防运动损伤，改善关节活动，增强韧带弹性

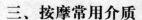

三、按摩常用介质

按摩时，为了减少对皮肤摩擦损伤，或者为了借助某些药物的辅助作用，可在按摩部位的皮肤上涂一些液体、膏剂，或撒一些粉末。这种液体、膏剂或粉末统称为按摩介质，也称按摩递质。

（一）按摩介质种类与作用

按摩介质的种类与作用，见下表。

按摩介质的种类与作用

序号	类别	作用
1	滑石粉	可以润滑皮肤，一般在夏季常用，适用于各种病症，是最常用的一种介质，在小儿推拿中运用最多
2	爽身粉	润滑皮肤、吸水作用，质量较好的爽身粉可代替滑石粉应用
3	葱姜汁	由葱白和生姜捣碎取汁使用，也可将葱白和生姜切片，浸泡于75%乙醇中使用，能加强温热散寒作用，常用于冬春季及小儿虚寒证
4	食用白酒	适用于成人推拿，有活血驱风、散寒除湿、通经活络的作用，对发热病人有降温作用，一般用于急性扭挫伤
5	冬青膏	由冬青油、薄荷脑、凡士林和少许麝香配制而成，具有温经散寒和润滑作用，常用于治疗软组织损伤及小儿虚寒性腹泻
6	薄荷水	取5%的薄荷脑5克，浸入100毫升75%乙醇内配制而成。具有温经散寒、清凉解表、清利头目和润滑作用，常用于治疗小儿虚寒性腹泻以及软组织损伤，使用擦法、按揉法可加强透热效果
7	木香水	取少许木香，用开水浸泡后放凉去渣后使用，有行气、活血、止痛作用。常用于治疗急性扭挫伤及肝气郁结所致的两胁疼痛等症
8	食用洁净凉水	有清凉肌肤和退热作用，一般用于外感热证
9	红花油	由冬青油、红花、薄荷脑配制而成，有消肿止痛等作用。常用于治疗急性或慢性软组织损伤
10	传导油	由玉树油、甘油、松节油、酒精、蒸馏水等量配制而成。用时摇匀，有消肿止痛、驱风散寒的作用，适用于治疗软组织慢性劳损和痹症

续表

序号	类别	作用
11	食用麻油	运用擦法时涂上少许麻油，可加强手法透热的效果，提高疗效，常用于刮痧疗法中
12	蛋清	将鸡蛋穿一小孔，取蛋清使用，有清凉去热、祛积消食作用。适用于治疗小儿外感发热、消化不良等症
13	外用药酒	取归尾30克，乳香20克，没药20克，血蝎10克，马钱子20克，广木香10克，生地10克，桂枝30克，川草乌20克，冰片1克，浸泡于1.5千克高浓度白酒中，2周后使用。有行气活血、化瘀通络之功效，适用于治疗各种慢性软组织损伤、骨和软骨退行性病症

（二）按摩介质选择

1.辨证选择

根据中医学理论进行辨证，根据不同证型选择不同介质。但总的来说，可分为两大类，即辨寒热和辨虚实。

（1）寒证，用有温热散寒作用的介质，如葱姜水、冬青膏等；热证，用具有清凉退热作用的介质，如凉水、医用乙醇等。

（2）虚证，用具有滋补作用的介质，如药酒、冬青膏等；实证，用具有清、泻作用的介质，如蛋清、红花油、传导油等。

（3）其他证型可用一些中性介质，如滑石粉、爽身粉等，取其润滑皮肤的作用。

2.辨病选择

根据不同病情，选择不同介质。

（1）软组织损伤，如关节扭伤、腱鞘炎等选用活血化淤、消肿止痛、透热性强的介质，如红花油、传导油、冬青膏等。

（2）小儿肌性斜颈选用润滑性能较强的滑石粉、爽身粉等。

（3）小儿发热选用清热性能较强的凉水、酒精等。

3.根据年龄选择

（1）成年人不论水剂、油剂、粉剂均可应用。

（2）老年人常用介质有油剂和酒剂。

（3）小儿常用介质主要选择滑石粉、爽身粉、凉水、酒精、薄荷水、葱姜汁、蛋清等。

特别提示

按摩时，手部要清洁，指甲要短。注意：发烧、出血、皮肤病、孕妇、骨折、肿瘤产妇最好不接受按摩。

第二节 按摩基本手法

一、按摩手法——推

（一）操作要领

（1）以手掌、掌根、拇指指腹或指间关节背部为着力点，附着于操作部位或穴位，沿着经络或淋巴流动方向，向前推动。

（2）推移的轨迹为直线。

（3）用力要均匀、着实、柔和、舒适。

推法根据用力大小和作用不同又分为单手推和双手推两种，见下图。

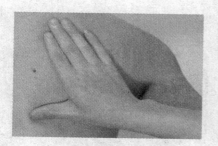

单手推法

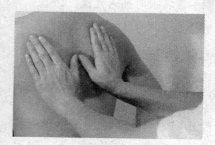

双手推法

（二）功效与应用

推法可以加速气血运行，畅通经络，消肿散淤和提高局部温度，主要用于运动前施术及治疗前期操作。

二、按摩手法——擦

（一）操作要领

（1）用手掌大鱼际、掌根或小鱼际附着在一定部位，进行直线来回摩擦，见下图。

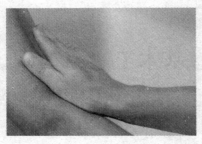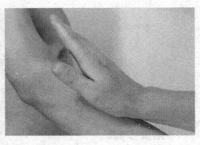

擦法

（2）手指自然分开，整个指掌要贴在治疗部位，以肩关节为支点，上臂带动手掌做前后或上下往返移动。

（二）功效与应用

擦法具有温经通络、行气活血、消肿止痛、加强局部血液循环的功效，主要用于四肢、腰背、韧带及肌腱等处。一般在按摩开始时或结束时使用，也可在按摩中间手法转换时插入几次。

三、按摩手法——揉

（一）操作要领

操作时，以单手或双手指腹或掌根、鱼际及掌心吸定在穴位上，稍用力下压，以肘关节为支点，前臂做主动摆动，带动腕部、掌、指做轻缓柔和的旋动，见右图。

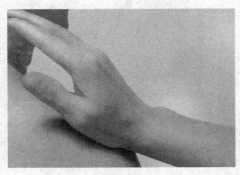

揉法

特别提示

　　揉动时手指或手掌不能离开接触皮肤，要使该处皮下组织随手法的揉动而滑动。

（二）功效与应用

　　（1）轻揉可以镇静安神、缓解重手法刺激、活血散淤、放松肌肉、消除疲劳。

　　（2）重揉可以加速血液循环、促进代谢、消肿止痛、缓解散结、软化疤痕，适用于身体各部分。

四、按摩手法——揉捏

（一）操作要领

　　用拇指与其他手指相对着力，将肌肤皮下组织提起，然后做快速捻转前进，或将肌肉捏起再做快速的揉捏挤动作。如此反复进行，循序移动，见下图。

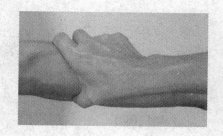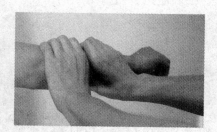

揉捏法

（二）功效与应用

　　揉捏法具有放松肌肉、消除局部疲劳、加速血液循环、促进代谢、解除痉挛、活血散淤、消肿止痛之功效，主要应用于大块肌肉、肌群或肌肉肥厚的部位，如大腿、小腿和臀部等。

五、按摩手法——搓

（一）操作要领

被按摩者肢体放松，按摩者用
双手掌面夹住肢体按摩部位，然后相
对用力，做方向相反的快速搓揉、搓
转或搓摩运动，并同时做上下往返移
动，见右图。

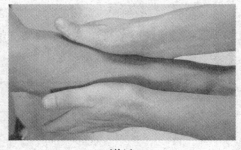

搓法

（二）功效与应用

搓法具有调和气血、疏松经络、有效地放松肌肉的功效，适用于四肢、腰背
及肋部，常用于上肢。

六、按摩手法——按

根据不同手法的要领不同，按法分为以下四种。

（一）拇指按

按摩者拇指伸直、食指屈曲护住拇指第一关节处，用拇指指面垂直用力向下
按压，把刺激达到肌体组织的深层，
使被按摩者产生酸、麻、沉、胀和走
窜的感觉，持续数秒后渐渐放松，如
此反复操作，见右图。

（二）屈指按

按摩者用中指或食指的第二个指
间关节屈指骨突部位进行按压。

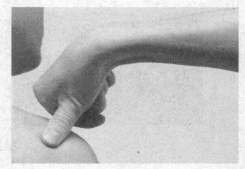

拇指按

（三）屈肘按

按摩者用屈肘凸出的鹰嘴部按压患部。

（四）掌按

按摩者用单掌或双手掌根着力向下按，也可用双掌相对按，见下图。

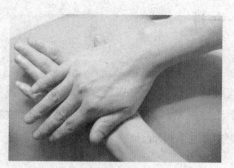

掌按

七、按摩手法——拍击

拍击法可分为叩击、拍打、切击三种手法。

（一）叩击

双手半握拳，交替叩打，要求力量均匀，手指、腕尽量放松，发力在肘，见右图。

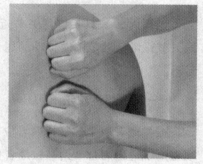

叩击

（二）拍打

双手半握拳或手指伸直张开，掌心向下，交替拍打，要求力量均匀，手指、腕放松，发力在腕，见下图。

（三）切击

双手手指伸直张开，用手的尺侧进行切击，见下图。

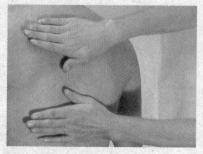

拍打

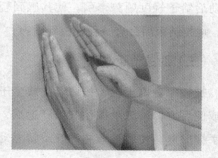

切击

八、按摩手法——抖

（一）操作要领

被按摩者取坐位或卧位，按摩者站立，以单手或双手握住被按摩者患肢的远端，先以缓慢轻柔的手法做摇转、导引及摆动，以使患肢放松，然后用力做小幅度的、连续的、频率较快的上下抖动。

（二）功效与应用

抖法具有疏松经络、通利关节、松解粘连、消除疲劳的功效，适用于肌肉肥厚部位和四肢关节，常与搓法配合使用，是一种按摩结束手法。

九、按摩手法——运拉

操作时，一只手握住关节近端肢体，另一只手握住关节远端肢体，根据不同关节正常活动范围做被动的屈、伸、内收、外展、旋内、旋外、环转及牵引等活动。

（一）颈部运拉法

被按摩者取坐位，按摩者位于其后，先让其做主动运动，观察活动情况，再顺势给以适当力量帮助被按摩者做颈部屈伸、转动、绕环动作，逐渐加大活动幅度，最后双手托住下颌，向上牵引。

（二）肩关节运拉法

按摩者一只手握着被按摩者肘部，另一只手按其肩部，帮助其肩部做各种活动，活动后给予轻度顺势牵引，使其感到轻微酸痛，运拉结束后会有一种轻快舒适感。

（三）肘关节运拉法

被按摩者取坐位，按摩者立或坐于其对面或侧后方，一只手握住其前臂远端，另一只手握肘部，使肘关节屈伸及旋转摇动，见右图。

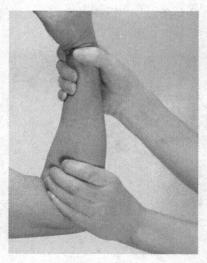

肘关节运拉法

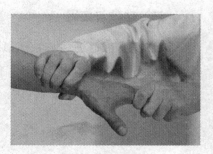

（四）腕关节运拉法

按摩者一只手握住被按摩者腕关节上方，另一只手握住手掌中部，然后使腕关节做屈、伸、内收、外展及旋转运动，见右图。

腕关节运拉法

（五）髋关节运拉法

被按摩者取卧位，按摩者一手握住被按摩者小腿下部，另一只手按在膝关节上，使膝关节弯曲，然后使髋关节做屈、伸、外展及旋转运动。

（六）膝关节运拉法

被按摩者取仰卧位，按摩者一只手握住其踝部，另一只手按在膝关节上方，使其做膝关节屈、伸、内翻、外翻和环转活动。

（七）踝关节运拉法

被按摩者取仰卧位，按摩者一只手握住其踝关节上方，另一只手握在前足掌处，帮助其做踝关节屈、伸、内收、外展和环转活动，最后做牵引。

（八）腰部运拉法

被按摩者取仰卧位，屈膝屈额，按摩者立于侧方，以一只手及前臂扶按其膝，另一只手握踝或托臀，做腰椎左右环旋摇动。

十、按摩手法——滚

（一）操作要领

（1）肩臂放松，沉肩垂肘，肘关节微屈约130度，置于身体侧前方。

（2）手腕放松，握空拳，滚动时小鱼际及掌背着力，与施治部位相互紧贴，不可跳跃、拖辗、摩擦。

（3）手背滚动时幅度控制在120度左右，即腕关节屈曲时向外滚动约80度，腕关节伸展时向内滚动约40度。

（4）滚法操作应紧滚慢移，即滚动要快，而移动要慢，移动幅度要小。动作要均匀协调，轻重缓急适宜，频率为每分钟140度左右。

（二）功效与应用

滚法具有舒筋通络、祛风散寒、温经胜湿、活血化淤、解痉止痛等功效。滚法主要适用于头部、颈项部、肩背部。用于头部时，多治疗失眠、头痛、头晕等；用于颈项部、肩背部时，多治疗颈椎病和颈项部的肌肉酸痛等。

第三节　催乳按摩知识

一、催乳按摩特点

催乳按摩效果好，时间短。针对产后乳汁分泌问题，专家曾尝试很多种其他方法，但效果都不太明显，而实践证明按摩效果非常好（先天性乳腺发育不良和产后大出血除外）。不管是外敷还是饮食，都需要一定时间，而利用按摩则可迅速解决乳痛、乳胀、乳汁分泌不足等问题。

二、催乳按摩作用

按摩催乳的原则是理气活血，舒筋通络，多采用点、按、揉、拿等基本手法，实际运用时需要多种手法相互配合。催乳按摩的具体作用，见下表。

催乳按摩的作用

序号	作用类别	具体说明
1	缓解乳房疼痛	产后乳胀会导致剧痛，即所谓的"痛则不通，通则不痛"，按摩能理气活血、疏通经络，可缓解甚至消除疼痛
2	疏通乳腺管，增加泌乳	产妇乳腺管或多或少都存在不畅通的现象，如不及时处理乳胀，乳腺炎、乳汁分泌减少等问题会随之出现。产后乳腺管如果不畅通，会导致婴儿吸乳困难，时间过长则抑制产妇脑垂体催乳素分泌，乳汁分泌量逐渐下降。通过按摩乳腺管，可以增加乳汁分泌

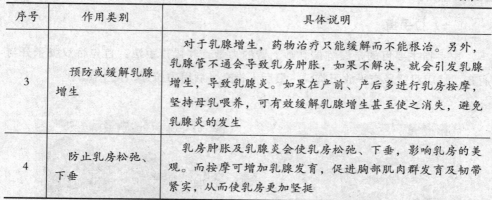

序号	作用类别	具体说明
3	预防或缓解乳腺增生	对于乳腺增生，药物治疗只能缓解而不能根治。另外，乳腺管不通会导致乳房肿胀，如果不解决，就会引发乳腺增生，导致乳腺炎。如果在产前、产后多进行乳房按摩，坚持母乳喂养，可有效缓解乳腺增生甚至使之消失，避免乳腺炎的发生
4	防止乳房松弛、下垂	乳房肿胀及乳腺炎会使乳房松弛、下垂，影响乳房的美观。而按摩可增加乳腺发育，促进胸部肌肉群发育及韧带紧实，从而使乳房更加坚挺

三、催乳按摩介质

按摩介质是指可涂在需要按摩的部位，起润滑、舒筋活血等作用的物质。催乳按摩介质要求能减轻摩擦来保护肌肤，还不会对乳汁产生不良影响。通常选择天然植物油，如香油、橄榄油。对于按摩介质的介绍，详见本书中的相关内容。

四、催乳按摩注意事项

（1）注意卫生。因为产妇的抵抗力都比较差，如不注意卫生，细菌很容易侵入，因此，催乳师应注意个人卫生，不留长指甲，不戴戒指等硬物，以免划伤产妇乳房。

（2）催乳师态度要和蔼，尽量不讲消极泄气话，以免产妇担心焦虑，影响乳汁分泌。

（3）按摩时应让产妇采取比较舒服的姿势，按摩力度须根据产妇的反应随时增减，以免产妇疼痛，拒绝接受按摩，失去增加泌乳机会。

（4）产妇生产后身体较虚弱，所以一般剖宫产3天、自然生产2天后才可以按摩。有些产妇不适宜采用按摩来催乳，如产后大出血、急性乳腺炎等。

五、催乳师练手操

催乳按摩主要依靠指掌关节和腕关节的力量。用力得当是催乳成功的关键因素之一，用力不当不仅不能取得良好的效果，而且容易导致催乳师关节、肌腱、肌肉的损伤。

（一）拉手指

拉手指主要目的是锻炼催乳师上臂的力量。其操作手法：首先将双脚张开与肩齐，然后双臂悬空平放于胸前，最后十指交叉后用力拉开，见下图。

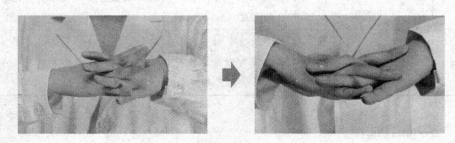

拉手指

（二）弹指

弹指可以锻炼催乳师手指的协调性和灵活性。其操作手法：将双脚张开与肩齐，双臂悬空平放于胸前，双手张开，以大拇指、食指、中指、无名指和小拇指顺序依次收拢，见右图。

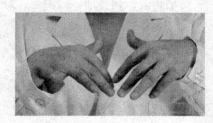

弹指

（三）双手合掌向下压手腕

双手合掌向下压手腕主要目的是练习催乳师腕部的力量。其操作手法：双脚张开与肩齐，双臂悬空平放于胸前，合掌，运动时以手腕为轴心，前臂不得晃动，见下图。

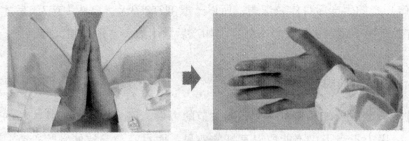

双手合掌压手腕

（四）甩手腕

双脚张开与肩齐，双臂悬空平放于胸前，双腕用力向下甩动，见下图。注意：以手腕为支点，上臂稳定。

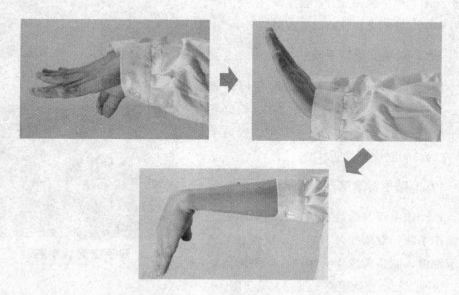

甩手腕

（五）双手交叉向外推手掌

该动作主要锻炼催乳师上臂的力量。其操作手法：双脚张开与肩齐，双臂悬空平放于胸前，手腕交叉相叠，用前臂的力量向外推出，见下图。

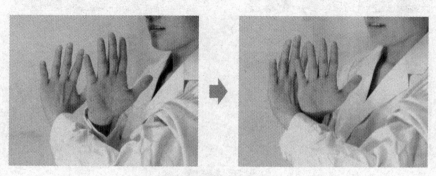

双手交叉向外推手掌

（六）双手同时转手腕

该动作可以锻炼催乳师腕部的灵活性。其操作手法：双脚张开与肩齐，双臂悬空平放于胸前，以手腕为轴心，虚掌做360度的顺时针和逆时针的交替旋转，见右图。

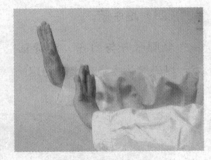

双手同时转手腕

（七）双手交叉转手腕

该动作可以锻炼催乳师的两手协调能力。其操作手法：双脚张开与肩齐，双臂悬空平放于胸前，以手腕为轴心，虚掌做两手不一致的360度旋转，见右图。

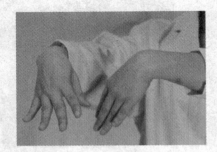

双手交叉转手腕

（八）贴手背摩擦

该动作主要是锻炼双手力量和灵活度。其操作手法：双脚张开与肩齐，双臂悬空平放于胸前，两手背成十字相贴，以手腕为支点，快速运动，要两手交叉进行，见下图。

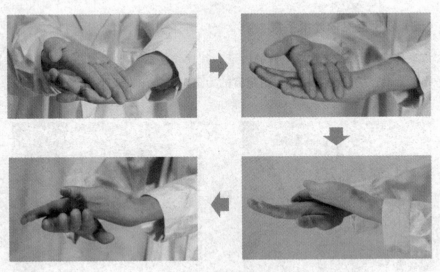

贴手背摩擦

（九）双手交握转腰

　　该动作可以锻炼催乳师腰部的力量。其操作手法是：双脚张开与肩齐，双手十指交叉后向前方推出，然后90度左右转动腰部，见下图。

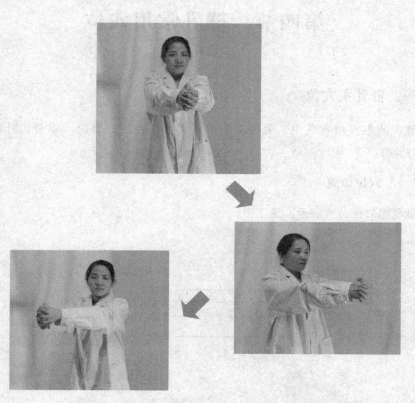

双手交握转腰

（十）双肩打圈

　　双肩打圈主要通过动作来缓解催乳师的肩部肌肉的疲劳。其操作手法：以肩关节为轴心，顺时针或逆时针转动肩关节，见右图。

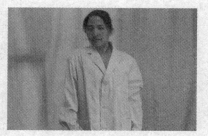

双肩打圈

第四节　催乳常用穴位

一、催乳主穴位

催乳的主穴位有乳中、乳根、膻中、天池、神封、膺窗、脾俞、肝俞、肾俞、肩井等。

（一）穴位位置

催乳主穴位位置展示，见下图。

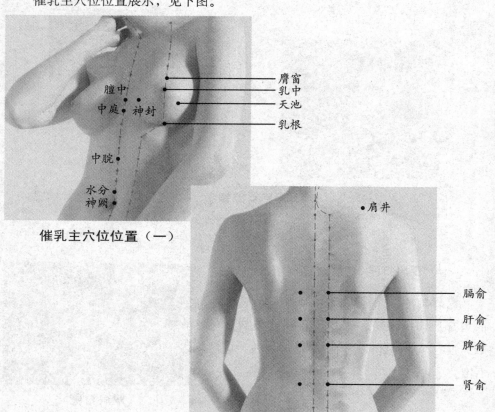

催乳主穴位位置（一）

催乳主穴位位置（二）

（二）穴位说明

催乳主穴位的具体位置及其说明，见下表。

穴位说明

序号	穴位名称	穴位位置	备注
1	膻中	位于两乳线中点	刺激该穴位对急性乳腺炎、少乳、咳嗽、胸痛等有较好效果。取穴时，可采用正坐或仰卧姿势
2	乳根	位于乳头正下方	刺激该穴位对乳少、胸满、咳嗽、肿块有较好效果
3	乳中	乳房正中间	刺激该穴位可泌乳
4	天池	位于乳头外1寸第四肋间隙中	刺激该穴位对乳少、腑下肿、胁肋痛、乳腺炎有较好效果
5	神阙	位于腹中部、脐中央	刺激该穴位对中风虚脱、水肿等有较好效果
6	膺窗	胸前正中线旁4寸，第三肋间隙中	刺激该穴位对胸满、乳腺炎有较好效果
7	神封	胸部正中线（膻中）旁2寸、第四肋间隙凹陷处	刺激该穴位对咳逆、乳汁不足、卧不安、呕吐、肺痛等有较好效果
8	中庭	在胸部，当前正中线上，平第5肋间，即胸剑结合部	刺激该穴位对乳汁不足有较好效果
9	水分	在上腹部，前正中线上，脐上1寸	刺激该穴位对乳汁不足有较好效果
10	中脘	位于人体上腹部、脐窝前正中线上4寸	刺激该穴位对胃痛、腹胀、呕吐、泄泻、消化不良、便秘、便血有较好效果
11	脾俞	在人体背部，第十一胸椎棘突下，左右旁开两指宽处（旁开1.5寸）	刺激该穴位对腹胀、黄疸、呕吐、泄泻、痢疾、便血、水肿、背痛有较好效果

序号	穴位名称	穴位位置	备注
12	膈俞	位于身体背部，在第七胸椎棘突下，左右旁开两指宽处（1.5寸）	刺激该穴位对呕吐、打嗝、气喘、咳嗽、吐血、潮热、盗汗有较好效果
13	肝俞	位于背部脊椎旁，第九胸椎棘突下，左右两指宽处（或第九胸椎凸骨下，左右旁开1.5寸）	刺激该穴位对胃肠病、胸痛腹痛、失眠等有较好效果
14	肾俞	位于人体的背部，在第二腰椎棘突下，旁开1.5寸处	刺激该穴位对水肿、耳鸣、腰痛、精力减退等有较好效果
15	肩井	位于肩上，前直乳中，在大椎与肩峰端连线的中点，即乳头正上方与肩线交接处	刺激该穴位对乳腺炎、乳少有较好效果。取穴时一般采用正坐、俯伏或者俯卧的姿势

二、催乳配穴

（一）正面

催乳配穴，位于正面的穴位，见下图。

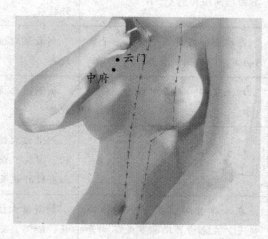

正面配穴

1.中府

中府位于胸前正中线旁开6寸第一肋间骨中。适当刺激该穴位，可缓解胸痛、咳嗽。

2.云门

云门位于胸前正中线旁开6寸，锁骨下窝凹陷处。适当刺激该穴位，可缓解咳嗽、哮喘。

（二）背部

催乳配穴，位于背部的穴位，见下图。

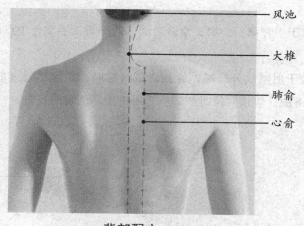

背部配穴

1.风池

风池穴位于后颈部，后头骨下，两条大筋外缘陷窝中，相当于与耳垂齐平。（或头枕骨之下，与风府穴相平，胸锁乳突肌与斜方肌上端之间的凹陷处）

2.大椎

大椎穴位于人体颈部下端，第七颈椎棘突下凹陷处。取穴时采用正坐低头姿势，若凸起骨不太明显，让产妇活动颈部，不动的骨节为第一胸椎，约与肩平齐。

3.肺俞

肺俞穴在背部。取穴时可以采用俯卧位，在第三胸椎棘突下，身柱（督脉）

旁开1.5寸处取穴（左右旁开两指宽处）。

4.心俞

心俞穴位于背部第五胸椎棘突下，旁开1.5寸。取穴时一般可以采用正坐或俯卧姿势。

（三）四肢

1.少泽

少泽穴也称小吉穴、少吉穴，位于小拇指指甲根外下方1寸处，见下图。适当刺激该穴位能生乳、催乳、通乳。产妇可以在每天13：00—15：00用牙签尖刺激两侧少泽穴2分钟，催乳的同时还能促进营养吸收。

2.合谷

合谷穴位于手背第一、第二掌骨之间，约平第二手掌骨中点线处，见下图。

3.曲池

曲池穴位于肘横纹外侧端，寻找穴位时屈肘，横纹尽处（即肱骨外上髁内缘凹陷处），见下图。取该穴位时产妇应采用正坐、侧腕的姿势。

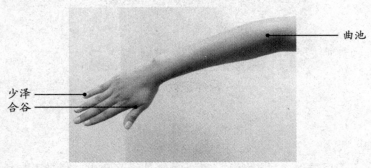

上肢穴位

4.劳宫

劳宫穴在手掌心，约第二、第三掌骨之间，偏于第三掌骨，当握拳屈指时，中指指尖处，见下图。

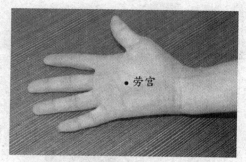

手掌穴位

5.太冲

太冲穴在脚背大拇趾和第二趾结合的地方向后，脚背最高点前的凹陷处，见下图。

6.足三里

足三里位于腿外侧，外膝眼下3寸，胫骨外侧约一横指处，适当刺激该穴位可缓解贫血，见下图。

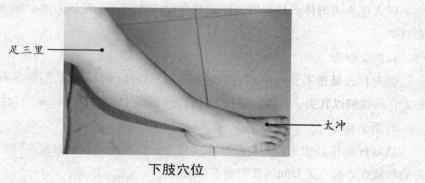

下肢穴位

（四）其他位置

1.渊腋

取渊腋穴时，举臂，在侧胸部，腋中线上，腋下3寸，第四肋间隙中，见下图。

2.极泉

极泉穴位于腋窝顶点，腋动脉搏动处，见下图。适当刺激该穴位可缓解心痛、咽干烦渴、胁肋疼痛、瘰疬、肩臂疼痛等疾病。

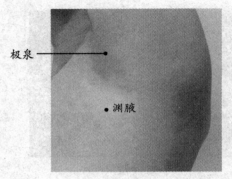

极泉

渊腋

其他位置穴位

三、催乳取穴方法

每个穴位都有各自的位置。穴位定位准确与否直接影响到治疗效果，要做到定位准确就必须掌握定位的方法。常用的定位方法有以下三种。

（一）解剖标志取穴法

以人体有关的体表自然解剖标志作为取穴的依据，可分为固定标志和活动标志两类。

1.固定标志

固定标志是指不受人体活动影响而固定不移的标志，如头面部以五官眉发为标志，胸腹部以乳头、胸骨、脐孔、趾骨为标志，四肢以关节、骨凸为标志。

2.活动标志

活动标志指必须采取相应的动作姿势才会出现的标志，包括皮肤的皱裂、肌肉的凹陷或隆起、关节间的孔隙或手指端的部位作定穴依据。

（二）指量法

指量法是以产妇的手指为标准进行测量定穴的方法。

 特别提示

"一指宽"是指大拇指最粗部分的宽度；"两指宽"则是指食指与中指并列，第二关节（指尖算起的第二个关节）部分所量宽度。

1. 中指同身寸

以产妇中指中节弯曲时内侧两端纹头之间作为1寸，适用于四肢部的直寸取穴和背部的横寸取穴。

2. 拇指同身寸

以产妇拇指关节的横度作为1寸，也适用于四肢部的直寸取穴。

3. 横指同身寸

食指、中指两指并拢横度为1.5寸，食指、中指、环指、小指四指并拢横量为3寸（以中指中节横纹处为准），适用于四肢及腹部的取穴。

 特别提示

　　手指的大小、宽度，因年龄、体格、性别不同而有极大的不同。以此法确定穴位时，必须以产妇的手指宽度来找。

（三）找反应法

身体有异常，穴位上便会出现各种反应。这些反应包括：

（1）用手指一压，会有痛感（压痛）。

（2）以指触摸，有硬块（硬结）。

（3）稍一刺激，皮肤便会刺痒（感觉敏感）。

（4）出现黑痣、斑（色素沉淀）。

（5）与周围的皮肤产生温度差（温度变化）等。

这些反应是否出现，是此处有无穴位的重要标志。在找穴位之前，先压压、捏捏皮肤，如果有以上反应，那就说明找对地方了。

第五节　哺乳期乳房保健基本按摩

一、哺乳期乳房按摩保健

（1）坐下，以食指指端按、揉天突穴（见下图）各2分钟，力量适当，以感到微微酸胀为宜。

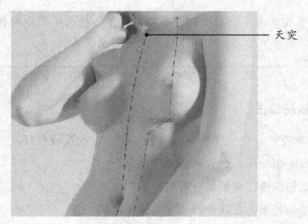

天突穴

（2）坐下，以一只手食指指腹从锁骨下边缘自上而下做从左到右的梳理，反复进行2分钟，重点是胸骨正中天突到膻中。力量要求由轻到重，滑动手指时要指腹用力，切忌用指甲，以免划伤乳房皮肤及乳头。

（3）站立，两手抬起，肘关节屈曲，手掌尽量向上抬，以两手掌着力于胸肋部，由外到内，由轻到重做推的动作，每推3次下移1肋间隙，推遍胸肋部，反复3分钟，以有温热感和舒适感为宜。

（4）站立，两掌重叠，放在中庭穴，沿顺时针和逆时针方向各按、揉2分钟，以有酸胀感为宜。

（5）站立，一只手掌放于腹部，沿顺时针和逆时针方向各按、揉2分钟，然后用拇指按、揉水分穴2分钟。

（6）催乳师用一只手握住产妇的手腕，用另一只手的拇指揉、按其劳宫穴2分钟左右。

二、哺乳期乳房基本按摩

使用吸奶器吸奶或人工挤奶前，进行乳房按摩有助于出奶。

（1）用2～3根手指从外向乳头方向打圈按摩乳房，见下图。

（2）用整个手掌从底部向乳头尖轻轻拍打乳房，见下图。

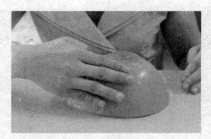

按摩乳房

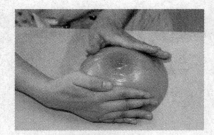

拍打乳房

（3）将拇指和食指放在乳晕周边，轻轻挤奶，见下图。

（4）拇指和食指在乳晕周边不断变换位置，将所有的乳汁彻底排空，见下图。

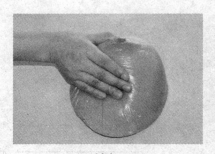

挤奶

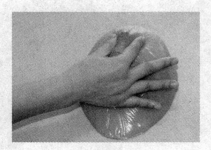

排空乳汁

第六节　哺乳期问题乳房按摩

一、普通型缺乳

（一）缺乳原因及症状

产妇分娩3天后，如果乳汁分泌不足或全无，即为产后缺乳。产后缺乳通常是因为产妇乳腺发育不良，或者产后失血过多及疲劳过度所致，其表现是乳房柔软不胀。

（二）按摩穴位

普通型缺乳按摩穴位见下图。

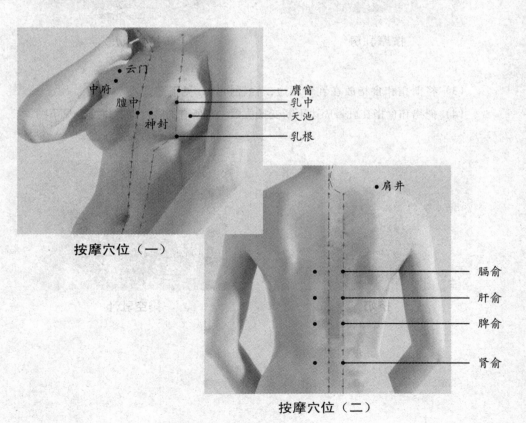

按摩穴位（一）

按摩穴位（二）

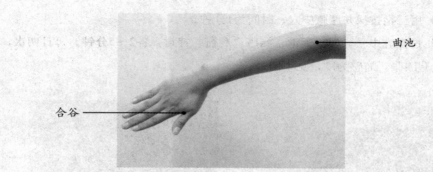

曲池

合谷

按摩穴位（三）

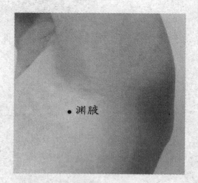

•渊腋

按摩穴位（四）

（三）按摩操作步骤

（1）产妇仰位式坐位。催乳师搓热两手，蘸上按摩油，见下图。

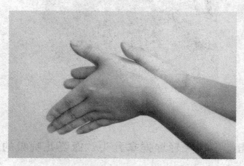

搓手

（2）用三指按揉并摩膻中穴，时间为1分钟。

（3）按揉乳中、乳根、天池、渊腋、膺窗、神封，各2～5分钟。每日两次，以穴位处有酸胀、痛感为度，见下图。

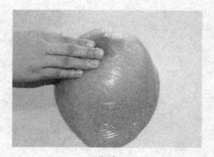

乳中

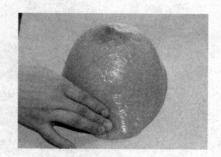

乳根

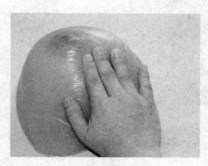

天池

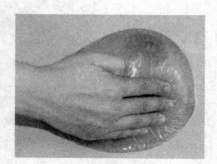

膺窗

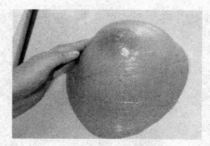

神封

（4）拇指、食指、中指轻轻地捏拿乳头，像婴儿吮吸的样子，持续时间为2分钟，见下图。

（5）用五指从乳房远端向乳头方向梳乳房，持续时间为5分钟左右，见下图。

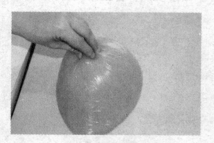
捏拿乳头

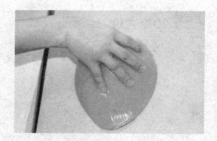
梳乳头

（6）点按云门、中府、曲池、合谷，每一穴位点按5次。

（7）让产妇俯卧，在背部膈俞、肝俞、脾俞、肾俞处用滚法按摩，持续时间为5分钟，刺激强度以穴位处有酸胀、痛感为度。

（8）用捏法自上而下地捏产妇的脊部3～5遍。

（9）用双手捏拿产妇的肩井3次。

（10）按摩结束后要对乳房进行热敷，见右图。

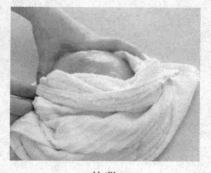
热敷

 特别提示

　　根据产妇的身体状况，最好采用坐位按摩，这样更有利于准确取穴和乳汁泌出。如果产妇体质比较虚弱，应采用仰卧位按摩。

二、肝郁气滞型缺乳

（一）缺乳原因及症状

肝郁气滞型缺乳是指产妇在哺乳期内，性格抑郁，或者产后情绪不好，乳脉不通，阻碍乳汁运行，乳汁运行不畅，因此乳汁很少，或者完全没有乳汁。

肝郁气滞型缺乳主要表现为产后乳汁少，浓稠，或乳汁不下、乳房胀硬疼痛、产妇忧郁、胸肋胀闷、没有食欲，或身子微微发热、舌正常、苔薄黄。

（二）按摩穴位

肝郁气滞型缺乳按摩穴位见下图。

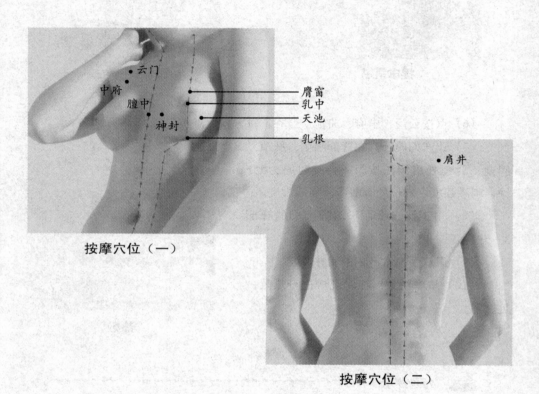

按摩穴位（一）

按摩穴位（二）

按摩穴位（三）

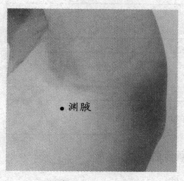

按摩穴位（四）

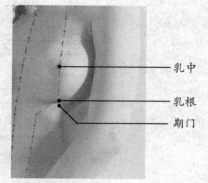

乳中
乳根
期门

按摩穴位（五）

（三）按摩步骤

肝郁气滞型缺乳按摩步骤见下图。

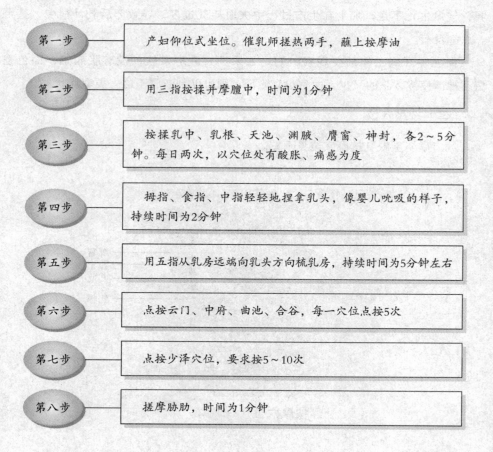

第一步	产妇仰位式坐位。催乳师搓热两手，蘸上按摩油
第二步	用三指按揉并摩膻中，时间为1分钟
第三步	按揉乳中、乳根、天池、渊腋、膺窗、神封，各2～5分钟。每日两次，以穴位处有酸胀、痛感为度
第四步	拇指、食指、中指轻轻地捏拿乳头，像婴儿吮吸的样子，持续时间为2分钟
第五步	用五指从乳房远端向乳头方向梳乳房，持续时间为5分钟左右
第六步	点按云门、中府、曲池、合谷，每一穴位点按5次
第七步	点按少泽穴位，要求按5～10次
第八步	搓摩胁肋，时间为1分钟

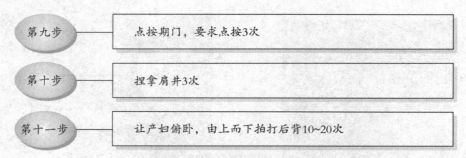

第九步	点按期门，要求点按3次
第十步	捏拿肩井3次
第十一步	让产妇俯卧，由上而下拍打后背10~20次

肝郁气滞型缺乳按摩步骤

三、气血虚弱型缺乳

（一）缺乳原因及症状

气血虚弱型缺乳指的是有的产妇身体本来就气血虚弱，或者平时就脾胃虚弱，气血生化不足，加上在生产过程中失血耗气过多，导致产后乳汁很少，甚至一点都没有。

催乳师开展工作前要观察产妇，如果产妇乳房柔软，没有胀痛感，面色苍白，神情疲倦，吃的又少，面色没有光泽，则可以判断属于这一类型症状。

（二）按摩穴位

气血虚弱型缺乳按摩穴位见下图。

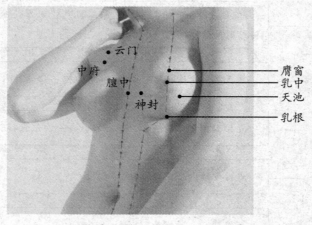

按摩穴位（一）

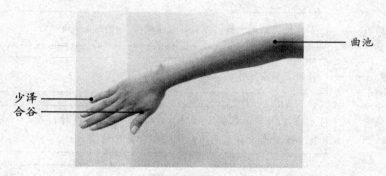

曲池

少泽

合谷

按摩穴位（二）

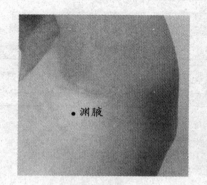

渊腋

按摩穴位（三）

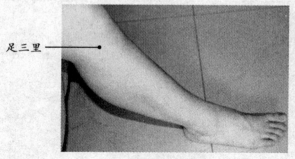

足三里

按摩穴位（四）

（三）按摩步骤

气血虚弱型缺乳按摩步骤见下图。

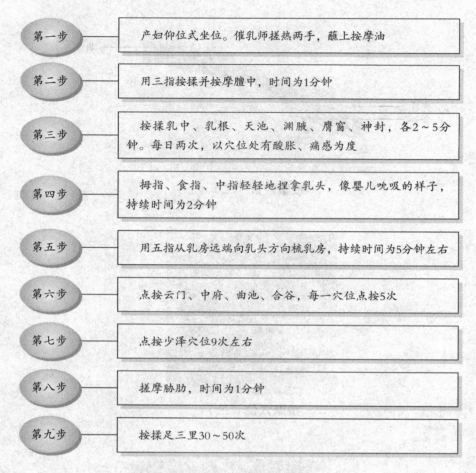

第一步	产妇仰位式坐位。催乳师搓热两手，蘸上按摩油
第二步	用三指按揉并按摩膻中，时间为1分钟
第三步	按揉乳中、乳根、天池、渊腋、膺窗、神封，各2～5分钟。每日两次，以穴位处有酸胀、痛感为度
第四步	拇指、食指、中指轻轻地捏拿乳头，像婴儿吮吸的样子，持续时间为2分钟
第五步	用五指从乳房远端向乳头方向梳乳房，持续时间为5分钟左右
第六步	点按云门、中府、曲池、合谷，每一穴位点按5次
第七步	点按少泽穴位9次左右
第八步	搓摩胁肋，时间为1分钟
第九步	按揉足三里30～50次

气血虚弱型缺乳按摩步骤

四、乳汁淤积

（一）原因及症状

乳汁淤积是因为乳汁分泌过多却没有及时排空，或者在乳腺管还没有畅通的情况下就进行大补时引起的。

乳汁淤积常发生在产后3～7天内，如果不及时处理，很容易发生急性乳腺炎。其主要表现为乳房出现一些肿块，肿块可以移动，表面光滑，肤色不变，按压则会胀痛，皮肤不热或者微热，与肿块相对应的乳孔没有乳汁排出。

（二）按摩穴位

乳汁淤积按摩穴位见下图。

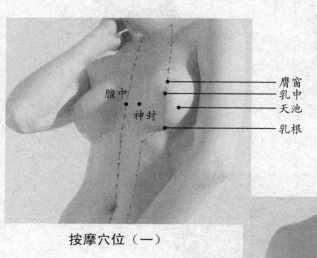

膺窗
乳中
天池
乳根
膻中
神封

按摩穴位（一）

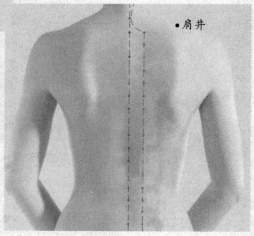

肩井

按摩穴位（二）

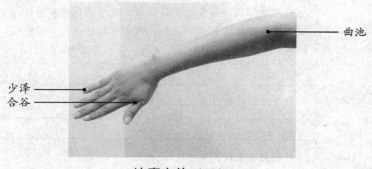

曲池

少泽
合谷

按摩穴位（三）

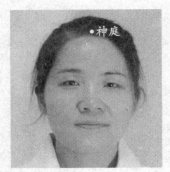

按摩穴位（四）

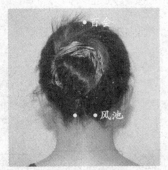

按摩穴位（五）

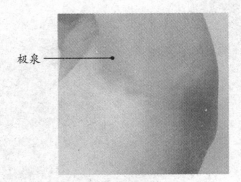

按摩穴位（六）

（三）按摩步骤

乳汁淤积缺乳按摩步骤见下图。

第一步	让产妇端坐，催乳师站在后面，左手扶住产妇肩膀，右手呈五指伞形状展开，稍用力，由头前额开始，从"神庭"渐移到"百会"，再移到"风池"，如此反复做8次左右
第二步	双手拿捏两侧肩井，拿捏2分钟
第三步	用湿热毛巾敷乳房，敷约5分钟

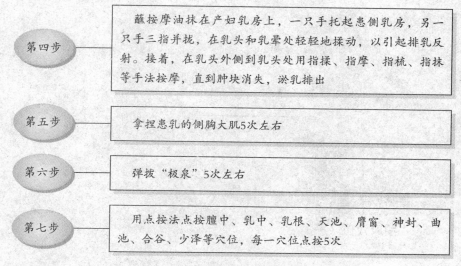

第四步	蘸按摩油抹在产妇乳房上，一只手托起患侧乳房，另一只手三指并拢，在乳头和乳晕处轻轻地揉动，以引起排乳反射。接着，在乳头外侧到乳头处用指揉、指摩、指梳、指抹等手法按摩，直到肿块消失，淤乳排出
第五步	拿捏患乳的侧胸大肌5次左右
第六步	弹拨"极泉"5次左右
第七步	用点按法点按膻中、乳中、乳根、天池、膺窗、神封、曲池、合谷、少泽等穴位，每一穴位点按5次

乳汁淤积按摩步骤

五、乳头凹陷

（一）原因及症状

乳头凹陷是指整个乳头向乳房里面陷入，乳头变得短而平坦，甚至低于乳晕平面，但乳头的方向仍朝前或有轻度的倾斜。

 特别提示

孕妇中约有3%的人存在乳头凹陷问题。乳头凹陷在孕期若得不到纠正，婴儿的吸吮就会发生困难，使产妇产生不必要的焦虑，并失去用自己的乳汁喂养孩子的信心。

乳头凹陷会影响产后哺乳，而且局部难于清洗，下陷的部位易藏污纳垢，常引起局部感染，乳腺导管又与凹陷处相通，炎症会向乳腺内扩散而引起乳腺炎。

（二）按摩穴位

乳头凹陷按摩穴位见下图。

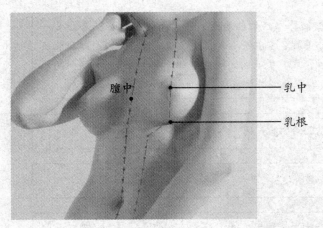

膻中　乳中

乳根

按摩穴位（一）

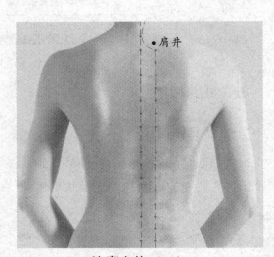

肩井

按摩穴位（二）

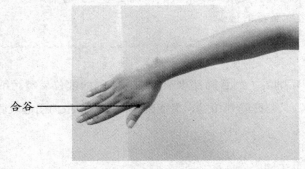

合谷

按摩穴位（三）

（三）按摩步骤

乳头凹陷的按摩步骤见下图。

第一步 —— 乳头伸展练习。用拇指和食指平行放在乳头两侧，慢慢地由乳头向两侧外方拉开，牵拉乳晕皮肤及皮下组织，使乳头向外凸出；以同样方法由乳头向上、下纵行牵拉。每日2次，每次5分钟（见下图）

第二步 —— 乳头牵拉练习。用一手托住乳房，另一手拇指、中指和食指抓住乳头，轻轻向外牵拉，并左右捻转乳头。严重凹陷者可用吸奶器吸牵乳头，使其向外凸出。每日2次，每次重复10~20下

第三步 —— 乳房按摩。用手掌侧面，轻轻按摩乳房壁，露出乳头，围绕乳头均匀按摩。每日1次，每次5分钟（见下图）

第四步 —— 点按膻中、乳根、乳中、肩井、合谷等穴位，各1分钟

乳头凹陷按摩步骤

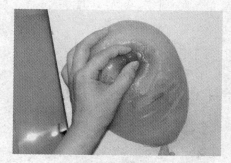

乳头伸展练习

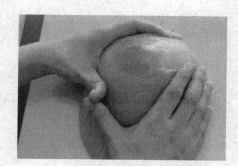

乳房按摩

六、产后乳房胀痛

（一）症状及治疗

产后乳房胀痛是许多产妇都遇到的问题。乳房胀痛时，乳晕处变得很硬，乳

头相应变短，婴儿吮吸时不容易含住乳头，产妇也因疼痛不愿喂奶。乳房胀痛加重时，还会影响产妇的手臂活动，治疗方法如下：

1. 将奶挤出

可利用吸奶器，包住整个乳头、乳晕部分，然后另一手将其固定，把奶吸出。

2. 热敷乳房

（1）准备一盆干净热水，水温为50～60℃，可依气温酌情增减。

（2）露出胸部，用毛巾将乳下2～3寸盖好，见右图。

（3）将温热毛巾覆盖两侧乳房，保持水温。

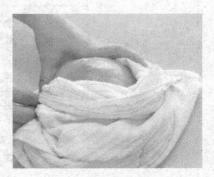

热敷乳房

 特别提示

最好两条毛巾交替使用，每1～2分钟更换一次热毛巾，反复敷8～10分钟即可。热敷时要注意乳房皮肤的反应，避免烫伤。

（二）按摩乳房

按摩乳房的方法有以下几种。

1. 螺形按摩

从乳房基底部开始，向乳头方向以螺旋形状按摩整个乳房，见下图。

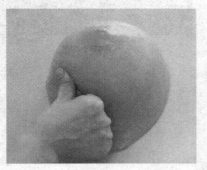 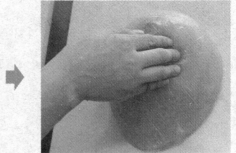

螺形按摩

2.环状按摩

利用双手托住整个乳房的上下及左右，由基底部向乳头以来回方向按摩，见下图。

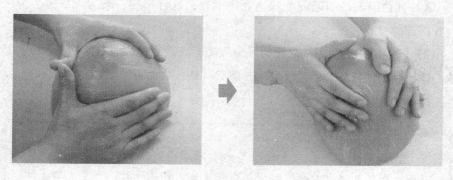

环状按摩

3.按压按摩

双手拇指置于乳房之上，四指在乳房两侧，然后由基底部向乳头方向挤压，四侧都以这种方法来做，见下图。

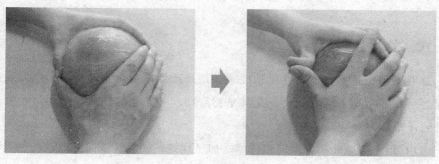

按压按摩

七、产后乳汁自出

产后乳汁自出是指产后乳汁不经婴儿吮吸即不断自然地流出，又称"漏乳""产后乳汁溢出"或"乳汁自涌"等。在这里主要介绍的是因病而引起的产后乳汁自出。

（一）症状

不同的病因所引起的症状是不同的。

（1）气血虚弱所引起的症状为乳房柔软、乳汁清稀、乳房无胀感、神疲气短、舌淡苔薄、脉细弱。

（2）肝经郁热所引起的症状为乳房胀硬、乳汁浓稠、清志抑郁、烦躁易怒、甚或心悸少寐、便秘尿黄、舌质红、苔薄黄、脉弦数。

特别提示

产后乳汁自出临床表现典型的症状即为产后乳汁不经婴儿吮吸或挤压而自然溢出。一般流出乳白色或黄白色的乳汁，而且乳房无结块，可有或无疼痛。

（二）按摩

如果是气血虚弱型，即按前述"气血虚弱型缺乳按摩"来操作；如果是肝经郁热型，即按前述"肝郁气滞型缺乳按摩"来操作。

八、急性乳腺炎

急性乳腺炎是指乳房急性化脓性感染，是产褥期常见病，是引起产后发热的原因之一，最常见于哺乳妇女，尤其是初产妇。哺乳期的任何时间均可发生，而哺乳的开始最为常见。

（1）用手指顺乳头方向轻轻按摩，加压揉推，使乳汁流向开口，并用吸乳器吸乳，以吸通阻塞的乳腺管口，吸通后应尽量排空乳汁，勿使其淤积。

（2）产妇取坐位或侧卧位，充分暴露胸部，先在患侧乳房上涂上少许按摩油，然后双手掌由乳房四周沿乳腺管轻轻向乳头推摩，见下图。

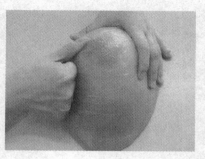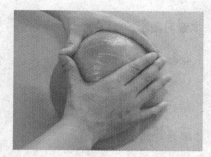

乳头按摩

九、乳头皲裂

（一）症状

乳头皲裂是哺乳期常见病之一，轻者乳头表面出现裂口，甚至局部渗液渗血，日久不愈反复发作易形成小溃疡，处理不当又极易引起乳痈。特别是哺乳时往往有撕心裂肺的疼痛感觉，令患者坐卧不安，极为痛苦。

（二）护理要点

（1）哺乳前，母亲取舒适体位，用湿热的毛巾敷乳房和乳晕3～5分钟。同时按摩乳房以刺激排乳反射，挤出一些乳汁，这样一来乳晕变软便于婴儿含吮，见下图。

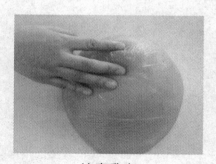

按摩乳房

（2）先用疼痛轻的一侧乳房哺乳，注意将乳头及乳晕的大部分含入婴儿口腔中，还要注意变换婴儿的吃奶位置，以减轻吸吮对乳头的刺激。

（3）由于其他原因要中止喂奶时，产妇应用食指轻轻将婴儿下颌按压一下，婴儿会自动吐出奶头，千万不要强行将乳头拉出，这样会损伤奶头。

（4）如果已发生乳头皲裂，哺乳后再挤出一些乳汁，涂抹在乳头和乳晕上，并待其自然干燥。

（5）产妇应穿戴宽松的内衣和棉质胸罩，必要时放置乳头罩，以利空气流通，促进乳头愈合。

本章习题：

1.解释按摩的概念。

2.按摩的介质有哪些种类？

3.简述推法的操作要领。

4.简述揉法的操作要领。

5.催乳按摩有什么特点？

6.催乳按摩应注意哪些事项？

7.催乳按摩的主要穴位有哪些？

8.如何掌握取穴定位的方法？

9.产妇哺乳期有哪些常见的病症？

第四章

催乳饮食指导

本章学习目标：

1. 了解产妇营养特点。

2. 熟知产妇营养要求。

3. 掌握产妇配餐要求。

4. 学会催乳饮食的制作方法。

5. 掌握催乳菜的选用。

6. 掌握催乳中药的选用。

第一节 产妇营养需求

了解产妇营养需求的目的是要保证乳汁的正常分泌。由于乳汁中各种营养成分全部来自母体，因此母体营养状况可直接影响乳汁的形成。如果产妇营养不足，将会减少乳汁分泌、降低乳汁质量，进而影响婴儿健康成长。

一、产妇营养对泌乳量影响

大多数产妇泌乳能力比一个婴儿所需要的乳量要大得多。泌乳是一个持续过程，但产生乳量则主要由婴儿的需要来调节。

正常情况下，产后乳汁分泌量逐渐增多。营养状况良好的产妇，每日可泌乳800～1 000毫升。在哺乳期的头6个月，平均每天泌乳量约为750毫升，其后的6个月约为600毫升。

但是，当产妇热量摄入很低时，可使泌乳量减少到正常值的40%～50%。对于营养状况良好的产妇，如果哺乳期节制饮食，也可使母乳量迅速减少。对于营养状况较差的产妇，补充营养，特别是增加热能和蛋白质摄入量，可增加泌乳量。

 特别提示

产妇的饮食、营养状况也是影响乳汁分泌的重要因素，产妇营养不良将会影响乳汁的分泌量和泌乳期的长短。

二、产妇营养对乳汁影响

产妇营养对乳汁成分有一定影响，尤其是摄入营养素量变动较大时，影响则更明显。

（一）蛋白质营养状况

母体蛋白质营养状况对乳汁中蛋白质含量和氨基酸组成有不同的影响结果。

人乳的蛋白质含量一般比较恒定，但如果进食蛋白质的质量较差、摄入量又严重不足，会影响乳汁中蛋白质的含量和组成。

（二）脂肪酸

产妇膳食中脂肪酸的含量和组成影响着乳汁中的脂肪酸含量和组成。脂肪摄入量高时乳汁中的脂肪含量可达45克/升左右，脂肪摄入量低时乳汁中脂肪含量可降至20克/升左右。人乳中不同的脂肪酸的比例随产妇膳食摄入量而变化。

（1）在摄取富含饱和脂肪酸的膳食时，人乳中的亚油酸含量约占总脂肪酸的9.4%。

（2）在摄取富含不饱和脂肪酸的膳食时，则人乳中亚油酸含量约占总脂肪酸的15.5%。

（三）维生素

（1）维生素A在乳汁中含量与产妇膳食关系密切。产妇膳食中维生素A含量丰富时，则乳汁中也会有足够量的维生素A。

（2）维生素D、维生素K浓度低，且几乎完全不受产妇膳食的影响。

（3）维生素B_1、维生素B_2、维生素B_6、维生素B_{12}、叶酸、尼克酸和维生素C等大多能自由通过乳腺，所以它们在乳汁中的含量直接受产妇膳食影响。

（四）钙

母乳中钙含量一般比较恒定。当膳食中钙供给不足时，首先会吸取母体内的钙，以保持乳汁中钙含量的稳定。但产妇膳食中长期缺钙，也可使乳钙含量降低。

（五）其他元素

（1）母乳中铁含量很低，产妇膳食中铁含量的多少对乳汁中铁含量影响甚微。

（2）乳汁中锌含量与膳食中动物性蛋白质和动物性食物中的锌之间呈显著正相关关系。

（3）乳汁中铜含量与产妇动物性蛋白摄取量有关。

（4）乳汁中硒和碘摄入量与其在乳汁中浓度呈正相关关系。

由上述可见，产妇营养是乳汁分泌的物质基础，直接关系到乳汁分泌的质和量。如果产妇膳食中营养素含量不足或缺乏，一般短期内泌乳量不会明显下降，乳汁中成分也基本恒定，但乳汁中的成分是通过吸取母体储备的营养素，甚至牺牲母体组织来维持的，因此会影响到母体健康。

一旦产妇营养不良影响到乳汁质量，不仅不能满足婴儿生长发育需要，甚至会导致婴儿出现营养缺乏性疾病。

特别提示

根据授乳期母体的生理特点及乳汁分泌需要，合理安排膳食，保证充足的营养供给，对于产妇和婴儿的健康是非常重要的。

相关知识：

产妇生理变化特点

在正常情况下，新生儿在出生8小时后应该开始得到母乳喂哺，即进入哺乳期。

产后一个月称产褥期（坐月子）。此期是母体生理变化最明显的时期，特别是皮肤排泄功能旺盛，出汗量多，尤以睡眠时更明显。由于产后卧床较多，腹肌和盆底肌松弛，易发生便秘；又因为活动较少，进食高蛋白、高脂肪的食物较多，故易发生产后肥胖。除此以外，在哺乳期内生理上的改变还有：

1.血中激素水平急剧降低

胎盘生乳素在1天之内，雌激素、孕激素在1周之内降到妊娠之前的正常水平。

2.基础代谢率增高

一般基础代谢率比未哺乳妇女高20%。为了保证分泌优质的乳汁，为了保证自身机体的恢复和哺乳的顺利完成，母体对能量、优质蛋白质、脂肪、无机盐、维生素和水的需求均相应增加。

3.母体恢复

母体的子宫及其附件将逐渐恢复孕前状态，而乳房则进一步加强它的活动；喂哺有利于使产后妇女性器官和机体有关部分更快地复原。

在怀孕期间，母体在正常条件下可储备约6千克的体脂，在哺乳过程中可以逐步消耗，因此一部分母体在喂哺一年后就可以恢复到孕前的体重，一部分母体可因哺乳而使体重比原来减少。

4.乳腺分泌乳汁

分娩后，随着雌激素水平的下降，垂体分泌的催产素却持续升高，而高水平的催产素是乳汁分泌的基础。

此外，婴儿对乳头的吮吸刺激、对乳汁的吸空刺激和婴儿的存在与活动（如哭声）对母亲的刺激等，都能引起母亲的下奶反应（吸吮反射）。

由于乳汁的分泌，产妇消耗的热能及各种营养素较多，必须及时给予补充。

三、产妇营养的特点

哺乳期营养需求远大于妊娠期，因为产妇不但要分泌乳汁，哺育婴儿，还要恢复自身的健康。因此，产妇的营养有以下两个要求。

（1）为泌乳提供物质基础。

（2）满足恢复母体健康的需要。

健康而营养状况良好的产妇，其膳食状况并不会明显影响乳汁中所有的营养素，乳汁中的蛋白质含量是比较恒定的，也不受膳食蛋白质偶尔减少的影响。但是，如果产妇在孕期和哺乳期的蛋白质与热量均处于不足或边缘缺乏状态，则产妇的营养状况就会影响乳汁中营养素的分泌水平。

乳汁中脂溶性和水溶性维生素的含量，均不同程度受产妇膳食中维生素摄入量的影响，特别是当母体的这些维生素处于缺乏状况时将更为明显。

四、产妇营养需求

（一）热量

除产妇本身的热量消耗外，还有乳汁的热量消耗。

以母乳每日平均分泌的乳汁为800毫升计算，每100毫升乳汁含热能280千焦耳，所以，每日分泌的乳汁所需的能量为2 240千焦耳。

再考虑母体本身的热能转变成乳汁热能的效率只有80%，则母体分泌800毫升的乳汁共消耗的能量为2 800千焦耳，因此，产妇应每日需额外增加2 800千焦耳热能。

如果计算母体在孕期的脂肪储备用于头6个月哺乳的热量时，则体内储备约6千克的脂肪，可计算每月动用1千克，相当于37 800千焦耳的热量。因此，相当于每日1 260千焦耳，所以，在每日乳汁分泌消耗的2 800千焦耳热能中，扣除1 260千焦耳后，实际需要量只增加1 540千焦耳。

产妇之间存在着个体差异，在孕期的脂肪储备量也不一致，而哺乳量和乳汁质量也不尽相同。如排出量小，则热量消耗比估计的低；相反，则热量消耗比估计的高，应酌情分析。

相关知识：

怎样判断产妇热量是否足够

1.了解产妇体重的改变状况

在对个体产妇进行膳食指导时，体重的改变仍然可作为提供能量是否足够的信号，如体重迅速减轻，应考虑热量的供给可能存在不足；如体重迅速增加，应考虑热量的供给可能过多，应增加体力活动，以免身体发胖。

2.观察泌乳量

泌乳量也可作为产妇摄入热能是否充足的依据。若在哺乳后婴儿有满足感，能安静睡眠，在哺乳后3～4小时内无烦躁现象，且生长发育好，表示乳汁质量适当；在哺乳前后各称一次体重，便可知道一次乳汁的量，如每次在150毫升左右，可认为热量比较充足。

（二）蛋白质

产妇在孕期体内储存蛋白质很少；在哺乳期间，蛋白质的需要不比怀孕期低，而且对乳汁分泌的影响很大。人乳含蛋白质为1.1%～1.2%，如每日平均分泌820克的母乳，则从乳中排出的蛋白质为10克，体内合成这些蛋白的效率约为80%，则应每日提供优质的蛋白质12.5克。许多观察证明，适宜的蛋白质有利于乳汁的正常分泌；而严重缺乏蛋白质时，则可影响乳汁内的蛋白质含量。我国营养学会建议每日为产妇供给额外的25克蛋白质，即一位轻体力劳动的产妇应有95克蛋白质；如劳动强度大些，则需100克蛋白质。

相关知识：

膳食中蛋白质的来源

膳食中蛋白质主要来源有两种：一是动物性蛋白，来自肉、鱼和蛋类等；二是植物性蛋白，来自豆、谷、硬果类等。各种蛋白质的营养价值高低不同。动物和豆类蛋白质较其他植物蛋白质更接近人体组织蛋白质构成，对于生长和修复组织起更重要的作用。所以，膳食中多以动物性蛋白和豆类蛋白质为佳。

（三）脂肪

脂肪与婴儿大脑发育有关，尤其对中枢神经系统的发育特别重要。人乳中脂肪含量变化较大，婴儿吮乳活动可使乳汁中脂肪含量增加。哺乳后，乳中脂肪量为哺乳前的3倍。膳食中脂肪的高低可影响乳汁中脂肪的含量。应注意少摄入富含饱和脂肪酸的畜肉、禽肉，以免引起乳儿脂肪痢，而多采用植物油。

为了胎儿的大脑发育应多摄入富含磷脂的豆类、蛋黄。产妇脂肪的供给量应能达到膳食总能量的20%～25%，并要考虑到必需脂肪酸的含量要适宜。

（四）矿物质

1. 钙

产妇需要充足的钙质来补充本身及乳汁钙含量的需要。

乳汁中钙的含量一般是稳定的，初乳含钙量为48毫克/100毫升，过渡乳46毫克/100毫升，而成熟乳为34毫克/100毫升。如果产妇食物中钙含量不足或不能有效吸收时，则将从产妇体内储备钙中吸收以保持乳汁中钙含量的稳定。这种情况延续下去，产妇可发生缺钙症状，表现为腰酸背痛、小腿抽筋，甚至发生骨质软化症。FAO/WHO建议产妇的钙供应量为每天1 200毫克，但考虑到食物中钙的来源，动物性食物提供的钙源吸收率高，而植物性食物钙源吸收率低，因此，我国建议标准为2 000毫克。为达到这个供应量，需要考虑食物的数量和合适的来源：奶类的钙一般比植物性食物中的钙容易吸收，而钙的片剂和动物的骨粉可以作为钙的辅助来源。产妇如果摄入一定量的维生素D，或进行日光浴，则有利于钙的吸收与利用。

2.铁

铁不能通过乳腺进入乳汁，所以乳汁中铁的含量极低。每100毫升奶中含铁约0.1毫克，根本不能满足婴儿的需要。6个月之内的婴儿因体内有足够的铁储存而较少发生缺铁性贫血，但是6个月之后，婴儿体内铁的储存慢慢耗尽，此时应注意补铁，应以食补为主。

食物中以动物肝脏含铁质最丰富，其次为心脏、肾脏、瘦肉和蛋类，红糖含铁量也较多。

3.碘

母乳中含碘量为4~9微克/100毫升，此浓度一般高于母体中血浆的浓度。

乳汁中碘浓度较高，母体对碘的摄入，可立即出现于母乳中。食物中海带、海藻、紫菜和海鱼含碘较多。

（五）维生素

1.维生素A

维生素A为胎儿生长和发育所必需的物质，并可增加人体对传染病的抵抗力。孕妇膳食中如缺乏维生素A，易发生死胎、胎儿发育不良、新生儿上呼吸道感染、孕妇夜盲、干眼症、皮肤过分干燥、乳头皲裂或产褥热。普通成人每日约需维生素A800微克，孕妇需1 000微克，产妇需1 200微克。维生素A为脂溶性，脂肪或脂酸能增进维生素A的吸收。膳食中脂肪成分若低，就不能吸收全部维生素A，所以膳食中除应供应足量维生素A外还应注意油脂的调配。富含维生素A的食物有鱼肝油、动物肝脏、奶油、蛋白、胡萝卜、红心白薯、油菜、菠菜、苜蓿菜等。

2.维生素B_1

维生素B_1有促进生长、糖类新陈代谢的作用，并能促进食欲，帮助消化，保护神经系统和健全心脏功能。普通成人每日需要维生素B_1约1.5毫克。在哺乳期，母体除供给婴儿生长所需量以外，还要维持自身的食欲、肠道的蠕动及增高的新陈代谢，所以产妇每日摄取维生素B₁的量应增加：每日量约为2.1毫克。膳食中维生素B₁若不足，除影响乳汁的分泌外，产妇本身还容易发生便秘、恶心呕吐、多发性神经炎和脚气病。

3.维生素B₂

维生素B₂也是促进生长和维持健康所必需的维生素。成人每日维生素B₂需1.5毫克，产妇需2.1毫克。维生素B₂不能储存于体内，因此每日膳食中都应含有足量的维生素B₂。膳食中若缺少维生素B₂，容易发生唇炎、口角炎和舌炎。食物中以酵母、豆类和苜蓿菜含维生素B₂较多。

4.烟酸

烟酸与糖类和蛋白质代谢有关，并可维持肌肉和神经的健康，成人每日需要烟酸15毫克，产妇需要21毫克。烟酸不能大量储存于体内，因此膳食内应含足够量的烟酸。缺乏烟酸时，容易患癞皮病。

食物中以糙米、酵母、大麦米等含烟酸较多，菌类和肉类次之。

5.维生素C

维生素C有促进生长、防止坏血病及增强身体对疾病抵抗力的功用。普通成人每日需要量为60毫克，产妇需要100毫克。维生素C不能在人体内大量储存，必须每日从膳食中摄取。

新鲜西红柿、橘、柑、大白菜、菠菜和豆芽等都是富含维生素C的食物。

6.维生素D

维生素D与钙、磷的新陈代谢有关。如果缺乏维生素D，即使有足够的钙和磷也不能被很好地吸收，此时孕妇和产妇可发生软骨病、手足搐搦症，婴儿也容易发生佝偻病等。为避免以上情况发生，膳食中应有足够的维生素D。夏季孕妇如常晒太阳，裸露的皮肤与日光紫外线发生化学作用，即能产生维生素D，这种补充方法既有益又有效。维生素D大量摄入后，可以储存在体内，以备不时之需。产妇每日需要量为10~20微克。

食物中以鱼肝油含维生素D最多，牛奶、蛋黄等次之。

7.维生素K

维生素K是形成血浆内凝血酶原的要素，有凝结血液的功用。一般膳食不缺乏维生素K，但初生婴儿血浆内凝血酶原较低。产妇在临产前服用维生素K可降低初生儿出血病和死亡率，并可预防产后出血。食物中以苜蓿、菠菜、白菜的维生素K含量较多。

对于乳量不足的产妇，除在哺乳期间服用必需的药物外，还应注重合理的饮食调养。这样不但可使乳汁清稀或泌乳量不足的产妇增加乳汁，而且还对产后年轻产妇的身体康复大有裨益。

（六）水分

在产妇膳食和饮食中，需增加必要的水分。因为从乳汁中排出的水分为750毫升以上，若摄入水分不足，乳量则会减少。所以，产妇除喝白开水外，还要多吃流食，多喝各种汤，如鱼汤、骨头汤、母鸡炖汤、猪蹄炖汤，或以蔬菜、水果混合煮的肉汁以及豆汤（甜味的）等，用大豆、花生、肉类做成的粥也是一种不错的选择。

产妇的营养是乳汁分泌的物质基础，直接关系到乳汁分泌的质与量，为了保证乳汁质量，产妇要注意平衡膳食与合理的营养。

第二节　产妇营养配餐

一、产妇配餐要求

（一）种类齐全，不偏食

应该尽量做到食物种类齐全，不要偏食，数量要相应地增加，以保证能够摄入足够的营养素。这就是说，除了吃谷类食物等主食外，副食也应该多样化，一日以5~6餐为宜。

产妇膳食中的主食不能单一，更不能只吃精白米、面，应该粗细粮搭配。每天食用一定量的粗粮，并适当调配些杂粮，如燕麦、小米、赤小豆、绿豆等，这样做既可保证各种营养素的供给，还可使蛋白质起到互补作用，提高蛋白质的营养价值。

（二）供给充足优质蛋白质

动物性食品如鸡蛋、禽肉类、鱼类等可提供优质蛋白质，宜多食用。

产妇每天摄入的蛋白质应保证有1/3以上来自动物性食品；大豆类食品能提供质量较好的蛋白质和钙质，也应充分利用。

（三）多食含钙丰富食品

产妇对钙的需要量较大，需要特别注意补充。

（1）乳及乳制品（如牛奶、酸奶等）含钙量最高，并且易于吸收利用，每天应供给一定数量。

（2）小鱼、小虾含钙丰富，可以连骨带壳食用。

（3）深绿色蔬菜、豆类也可提供一定数量的钙。

（4）适当选用骨粉或奶类食物供给足够的钙。

（四）多摄入含铁高的食物

为了预防贫血，应多摄入含铁高的食物，如动物的肝脏、肉类、鱼类、某些蔬菜（如油菜、菠菜等）、大豆及其制品等。

（五）摄入足够量的新鲜蔬菜、水果和海藻类

新鲜蔬菜和水果含有多种维生素、无机盐、纤维素、果胶、有机酸等成分，海藻类还可以供给适量的碘。这些食物可增加食欲，防止便秘，促进泌乳，是产妇每日膳食中不可缺少的食物，每天要保证供应500克以上。产妇还要多选用绿叶蔬菜。需要注意的是：有的地区有孕妇产后禁吃蔬菜和水果的习惯，应予以纠正。

（六）注意烹调方法

动物性食品（如畜、禽、鱼类）的烹调方法以煮或烧为最好，少用油炸。需要经常供给一些汤汁以利泌乳，如鸡汤、鸭汤、鱼汤、肉汤，或以豆类及其制品和蔬菜制成的汤等，这样既可以增加营养，还可以补充水分，促进乳汁分泌。

相关知识：

烹调对营养素的影响

无论用哪种烹调方法加工食品，都会使食品中所含的营养素受到一定的损失。要尽量减少营养素的损失，并掌握加工后营养素发生的变

化，了解烹调对营养素的影响。

1.蛋白质

当蛋白质被加热时，它会凝结并收缩。如果烹调时间较长，还会破坏食品的外形（如炒蛋），引起某种维生素变质。食物受热时，食物中所含不同蛋白质在不同温度下凝结；温度继续升高，蛋白质发生收缩，这种现象在烤肉时尤为明显，所以，烹调适宜的蛋白质是最易消化的。

2.碳水化合物

淀粉如果没有煮熟，人体就很难消化，如未烤熟的面包或饼。在烹调时，淀粉颗粒膨胀、爆裂，才可被消化，这一过程称为淀粉胶状化。在淀粉与水或牛奶一起加热时，淀粉颗粒膨胀并吸收水或牛奶，由此使煮食增稠的过程就是淀粉胶状化过程。

3.脂肪

脂肪的营养价值不受烹调影响。在烹调过程中，当脂肪消化时，一定量的脂肪从食物中失去，如烤肉时会滴掉一些油。

4.维生素

维生素A和维生素D可耐烹调温度，在烹调过程中不会损失。维生素B_1会因高温及使用小苏打而受到破坏，它可溶于水，在烹调中会损失。维生素B_2不易因受热而被破坏，但强烈的阳光会使它分解。烹调及保温食物会失去维生素C。维生素C也可溶于水，因此长时间浸泡和碰伤可失去维生素C。维生素C是不稳定的物质，在碱性条件下易受破坏，因此在加热青菜时绝不能加小苏打。

5.矿物质元素

水受热可能失去一些矿物质，因此可溶于水的矿物质，如盐在烹调过程中会损失，但不溶于水的钙或铁化合物则不会失去。铁可从铁炊具烹调的食物获得。食物中所含的钙不受烹调影响，所以用含高浓度矿物质的硬水烹调食物可以少量地提高食物中的钙含量。

（七）高盐、辛辣食物应避免

（1）应避免摄入高盐和盐渍食品，少摄入刺激性大的食品（如某些香辛料），不摄入受污染食品。

（2）产妇尽量避免吸烟、饮酒、喝咖啡等。酒会抑制泌乳反射，减少乳汁分泌。

二、每日食物推荐

（一）产妇每日食物构成推荐品种及数量

产妇每日食物构成推荐品种及数量，见下表。

产妇每日食物构成推荐品种及数量

食物构成	数量（克）	推荐品种
谷类食品	400～500	大米、小米、玉米面、其他杂粮和薯类
蔬菜类	450～500	黄瓜、茼蒿、生菜、西红柿、胡萝卜、花菜、萝卜等红、绿色为主
水果类	200	橘子、苹果、香蕉、梨、西瓜、猕猴桃等时令水果为宜
畜禽肉类	150～200	鸡肉、鹌鹑肉、鸭肉、牛肉、羊肉、猪精肉等
鱼虾类	50	鲫鱼、鲑鱼、带鱼、鲤鱼、对虾、河虾等
蛋类	150	鸡蛋、鸭蛋、鹌鹑蛋、鹅蛋，少吃咸蛋
奶类及奶制品	250～350	最好食用酸奶或鲜奶
豆类及豆制品	60	豆奶、豆腐、豆浆、豆芽等
油脂类	20	豆油、花生油、香油和少量动物脂肪

（二）每日食谱样例

下面列举了四种每日食谱，仅供参考。

每日食谱（一）

餐别	食谱
早餐	冲奶粉：全脂奶粉15克 红糖煮蛋：鸡蛋35克，红糖10克 炸油条：油条100克 炒萝卜丝：胡萝卜50克
加餐	清汤牛肉面：龙须面100克，牛肉25克，胡萝卜50克
午餐	饼：烙饼250克 萝卜焖羊肉：羊肉50克，白萝卜100克 烧白菜：大白菜100克 小米粥：小米50克
加餐	红枣粥：大米50克，红枣20克，红糖20克 蛋糕：100克
晚餐	米饭：250克 生姜炒鸡肉：鸡肉100克，生姜25克 炒土豆丝：土豆150克 粉丝鸡汤：粉丝15克，鸡汤（适量）
加餐	排骨汤：猪排骨50克，胡萝卜50克，粉丝25克 炸油饼：油饼100克

每日食谱（二）

餐别	食谱
早餐	豆浆：鲜豆浆250毫升 红糖煮蛋：鸡蛋35克，红糖20克 炸油条：油条100克 豆芽拌粉丝：黄豆芽50克，粉丝25克
加餐	花生煲猪脚：猪蹄25克，花生15克，粉丝50克 花卷：标准粉50克
午餐	馒头：标准粉250克 豆腐鲫鱼汤：鲫鱼50克，豆腐50克 炒土豆丝：土豆150克

餐别	食谱
加餐	甜粥：大米50克，红糖20克 饼干：50克 炒萝卜丝：胡萝卜100克
晚餐	米饭：大米250克 焖鸡块：鸡肉50克 炒油菜：油菜150克 香菇笋片汤：香菇15克，笋片20克
加餐	百合小米粥：小米50克，百合15克 桃酥：50克

每日食谱（三）

餐别	食谱
早餐	猪肝粥：大米50克，猪肝25克 煮蛋：鸡蛋35克 拌黄瓜：黄瓜50克，红糖10克
午餐	肉菜包：标准粉250克，猪肥瘦肉50克，小白菜150克，葱25克 小米粥：小米50克
加餐	牛奶：鲜牛奶250毫升，红糖10克 饼干：100克
晚餐	米饭：大米250克 赤小豆焖鲤鱼：鲤鱼50克，赤小豆25克 炒莴苣丝：莴苣100克 紫菜萝卜汤：紫菜（适量），粉丝25克，白萝卜50克
加餐	红枣粥：大米50克，红枣20克 钙奶饼干：50克

每日食谱（四）

餐别	食谱
早餐	牛奶蛋花：鲜牛奶250毫升，鸡蛋35克 蛋糕：50克 糖拌西红柿：西红柿100克，红糖15克
加餐	红枣粥：大米100克，红枣20克 饼干：100克
午餐	花卷：标准粉250克 芹菜炒肉丝：猪瘦肉50克，芹菜150克 紫菜粉丝鸡汤：紫菜（适量），粉丝20克，鸡汤（适量）
加餐	豆奶：200毫升 饼干：钙奶饼干100克
晚餐	米饭：250克 豆腐煲猪脚：猪蹄50克，豆腐50克 炒生菜：生菜150克 海带虾米蛋汤：海带15克，虾米10克，鹌鹑蛋25克
加餐	金针银耳汤：金针菜15克，银耳15克 桃酥：100克

三、催乳滋补品选用

（一）红糖

红糖指未经精炼的粗制糖。红糖除含糖分供给热能外，还含有丰富的钾、钙、镁、铁、锰、锌、铜和硒等人体必需的无机盐。红糖所含的钾、钙、镁、铁和锌也比白糖高许多倍，适合产妇食用。

（二）鸡蛋

鸡蛋的营养价值很高，含蛋白质丰富且利用率高，蛋清中不但含有人体所需要的氨基酸，而且氨基酸组成模式与人体需要很相近，生物学价值达到95%以上。鸡蛋蛋白质几乎能被人体完全吸收利用，是食物中最理想的优质蛋白质。鸡蛋中还含有脂肪，极易被人体消化吸收，富含卵磷脂、卵黄素、钙、铁及维生素A、维生素B、维生素D等，并且卵磷脂和卵黄素在维护神经系统的健康中发挥重要作用。因此，产妇多吃鸡蛋有助于体力的恢复和婴儿的生长发育，但是要注意适量而不要过多。如过多进食鸡蛋，会使体内蛋白质过剩，增加机体负担，诱发其他营养缺乏，造成机体生理功能失调而引起多种疾病，所以产妇每天吃4～6个鸡蛋已足够。

（三）小米

小米中的钙、镁、铁、维生素B_1和维生素B_2等要比大米高出一倍至数倍，纤维素含量也高出两倍以上，因此，产妇适量进食小米粥有助于恢复体力。

（四）芝麻

芝麻富含蛋白质、脂肪、钙、镁、铁、锌、维生素E、维生素B_1和维生素B_2等营养素及膳食纤维，黑芝麻又明显高于白芝麻。在制作产妇食品时，食用适量的芝麻可改善和提高膳食的营养质量。

（五）花生

花生可用于脾虚反胃、水肿、妇女白带、贫血及各种出血症及肺燥咳嗽、干咳久咳、产后催乳等病症。花生所含的钙、铁对儿童、孕妇和产妇非常有益。

花生衣具有抗纤维蛋白溶解、增加血小板含量并改善其功能、加强毛细血管的收缩、改善凝血因子缺陷等作用。其中含有少量的纤维素，具有良好止血作用，能加速血肿消退，因此可用于内外各种出血症，包括血友病、血小板减少性紫癜、功能性子宫出血等。

四、催乳蔬菜选用

（一）金针菜

金针菜（见右图）又叫萱草花，另有黄花菜等别称，是萱草上花蕾部分。它是一种多年生宿根野生草本植物，根呈块状，喜欢生长在背阳潮湿的地方。金针菜营养成分十分丰富，每100克干品含蛋白质14.1克，这几乎与动物肉相近。此外，还含有大量的维生素B_1、维生素B_2等。

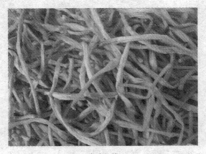

金针菜

由于金针菜营养丰富，故有较高的食疗价值，有利湿热、宽胸、利尿、止血、下乳的功效。治产后乳汁不下，用金针菜炖瘦猪肉食用，极有功效。

（二）茭白

茭白（见右图）作为蔬菜食用，口感甘美，鲜嫩爽口，不仅好吃，营养丰富，而且含有碳水化合物、蛋白质、维生素B$_1$、维生素B$_2$、维生素C及多种矿物质。茭白性味甘冷，有解热毒、防烦渴、利二便和催乳功效。现今多用茭白、猪蹄、通草（或山海螺），同煮食用，有较好的催乳作用。

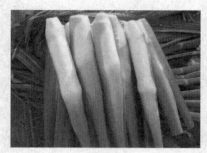

茭白

（三）莴笋

莴笋分叶用和茎用两种，叶用莴笋又名生菜（见下图），茎用莴笋则称莴笋（见下图），都具有各种丰富的营养素。因此，食用莴笋时，最好不要将叶子弃而不食。

莴笋性味苦寒，有通乳功效，产妇乳少时可用莴笋烧猪蹄食用，不仅减少油腻，清香可口，比单用猪蹄催乳效果更佳。

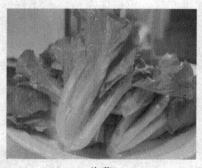

生菜

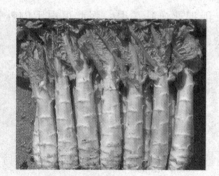

莴笋

（四）豌豆

豌豆（见下图）又称青小豆，其性味甘平，含磷十分丰富，每100克豌豆约含磷400毫克。豌豆有利小便、生津液、解疮毒、止泻痢、通乳功效。青豌豆煮熟淡食或用豌豆苗（见下图）捣烂榨汁用，皆可通乳。

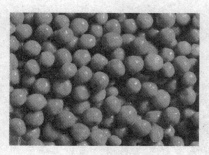
豌豆

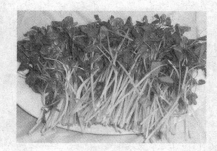
豌豆苗

（五）豆腐

豆腐有益气和中，生津润燥，清热解毒之功效，也是一种催乳食物。以豆腐、红糖、酒酿加水煮，可以生乳。

相关知识：

哺乳期饮食注意事项

产妇在哺乳期间，为了自身及婴儿的健康，应避免摄取某些会影响乳汁分泌的食物或个人的一些特殊嗜好，以免破坏良好的哺喂效果。注意以下饮食：

1.会抑制乳汁分泌的食物

如韭菜、麦芽水、人参牛肉等食物。

2.刺激性的食物

产后饮食宜清淡，不要食用刺激性的东西，包括辛辣的调味料、辣椒、酒、咖啡及香烟等。

（1）酒：一般而言，少量的酒可促进乳汁分泌，对婴儿也无影响；过量时，则会抑制乳汁分泌，也会影响子宫收缩，因此，应酌量少饮或不饮。

（2）咖啡：会使人体的中枢神经兴奋。1杯150毫升的咖啡，即含有100毫升的咖啡因，正常人每天最好不要超过3杯。虽无证据表明它对婴儿有害，但对哺乳的产妇来说，应有所节制地饮用或停饮。

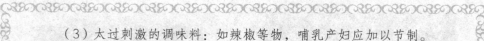

（3）太过刺激的调味料：如辣椒等物，哺乳产妇应加以节制。

3.油炸食物、脂肪高的食物

这类食物不易消化，且热量偏高，应酌量摄取。

4.香烟和烟草

如果哺乳产妇在喂奶期间吸烟，尼古丁会很快出现在乳汁当中被婴儿吸收。研究显示，尼古丁对婴儿的呼吸道有不良影响，因此，哺乳产妇最好戒烟，并避免吸入二手烟。

5.药物

对哺乳产妇来说，虽然大部分药物在一般剂量下都不会让婴儿受到影响，但仍建议哺乳产妇在自行服药前，要主动告诉医生自己正在哺乳的情况，以便医生开出适合服用的药物，并选择持续时间较短的药物，使达到乳汁的药量最少。

另外，产妇如果在喂了婴儿母乳后服药，应在乳汁内药的浓度达到最低时再喂婴儿，这样婴儿才会更加安全。

6.过敏的情况

有时婴儿会有一些过敏的情况发生，产妇应多观察婴儿皮肤上是否出现红疹，并评估自己的饮食，以作为早期发现早期治疗的参考。因此，产妇喂母乳时，应避免吃任何可能会造成婴儿过敏的食物。

五、催乳中药选用

（一）漏芦

漏芦（见右图）有清热解毒、消痈散结、通经下乳的功效。《神农本草经》认为其"主皮肤，恶疮疽痔，湿痹、下乳汁"。常用于乳汁不下、乳房胀痛、肿痛，经行不畅，皆有良好的效果。乳汁不下、乳房胀痛可与王不留行配伍应用。

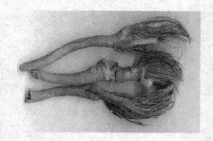
漏芦

（二）桑寄生

桑寄生（见右图）有祛风湿、益肝肾、安胎的功效。常用于治疗风湿痹痛、腰膝酸痛、胎漏下血、胎动不安，有很好的效果。用于产后乳汁少、乳汁不畅或乳房胀痛，可与路路通、丝瓜络配伍应用。

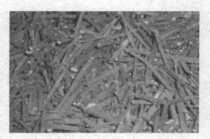

桑寄生

（三）玉米须

玉米须（见右图）当食用成熟的玉米须，秋后剥取玉米时可获得。民间喜用其治疗肾炎、水肿，有利水消肿、利湿退黄的功效。《滇南本草》认为其"宽肠下气，治妇人乳结、乳汁不通、红肿疼痛，怕冷发热，头痛体困"。常用量30～60克，水煎服。乳汁少、乳汁不畅，可与猪脚炖服1日2次。

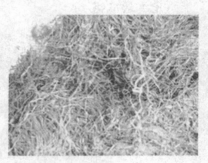

玉米须

（四）通草

通草（见右图）为常用中药之一，有清热利湿、通气下乳之效。《滇南本草》认为通草能"明目退热、催生、下胞、下乳"。本品有利尿及促进乳汁分泌的作用。常用于湿热引起的小便不利，对产后乳汁不畅或乳汁不下有奇效，常与王不留行配伍煎服。

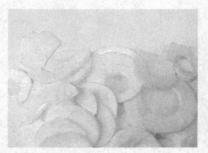

通草

（五）王不留行

王不留行（见右图）有治血通经、下乳消痈、利尿通淋的功效，被誉为妇科通乳良药。《本草纲目》载：王不留行能走血分，乃阳明冲任之药，俗有"穿山甲、王不留，妇人服了乳长流"的谚语，是民间常用的通乳要药之一。产后气血亏虚、乳汁稀少者，则配黄芪、当归。王不留行还能补气血以增

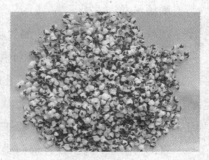

王不留行

加乳汁，对乳汁不畅引起的乳腺炎也有很好的治疗效果。

（六）路路通

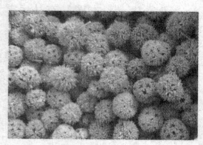

路路通（见右图）有祛风通络、利水、下乳的功效。用于乳汁不通、乳房胀痛，常与王不留行、漏芦等配伍应用，通乳效果极佳。

路路通

（七）丝瓜络

丝瓜络别名丝瓜网、丝瓜壳、瓜络、丝瓜筋等，就是在丝瓜成熟发黄干枯后摘下，除去外皮及果肉、种子，洗净晒干，即为丝瓜络。

丝瓜络多呈长棱形或长圆筒形，为丝状交织而成。丝瓜络味甘、性寒，有通行经络和凉血解毒的作用，可治气血阻滞、经络不通等症。如果出现乳腺炎症，乳房时有包块，乳汁分泌不畅，建议将丝瓜络放在高汤内炖煮，可以起到通调乳房气血，催乳和开胃化痰功效。

第三节　催乳饮食制作

一、如何做出美味靓汤

制汤又称"吊汤""煲汤"，就是将蛋白质与脂肪含量丰富的鸡、猪肘、棒骨等，放在锅中加热的一种热处理方法。一般家庭做汤的原料是猪骨、牛羊骨或者蹄爪之类。怎样烧制汤才能鲜香可口呢？

（1）制汤的骨头类原料要在冷水时下锅。

（2）小火慢煲，中途不能敞开锅盖，也不能中途加水，否则影响汤的口感。因为正加热的肉类遇冷收缩，蛋白质不易溶解，汤便失去了原有的鲜香味。

（3）用鸡、鸭、排骨等肉类煲汤时，先将肉在开水中氽一下，这个过程就叫做"出水"或"飞水",不仅可以除去血水,还可以去除一部分脂肪,避免过于肥腻。

(4)煲汤时,火不要过大,火力以保持汤沸腾为准。如果让汤汁大滚大沸,肉中的蛋白质分子就会被破坏。

(5)要使汤清,必须用文火烧,加热时间宁可长一些,使汤呈沸而不腾的状态,并注意撇尽汤面上的浮沫、浮油。

(6)煲汤时忌过多地放入葱、姜、料酒等调料,以免影响汤汁本身的原汁原味。

(7)忌过早放盐。因为早放盐能使肉中的蛋白质凝固不易溶解,让汤色发暗,浓度不够,外观不美。

(8)煲鱼汤时,先用油把鱼两面煎一下,鱼皮定结就不易碎烂了,而且还不会有腥味。

(9)煲鱼汤时,向锅里滴几滴鲜牛奶,汤熟后不仅鱼肉嫩白,而且鱼汤更加鲜香。

(10)汤中的营养物质主要是氨基酸类,加热时间过长,会产生新的物质,营养反而被破坏。一般鱼汤煲1小时左右,鸡汤、排骨汤煲3小时左右,所以并非煲的时间越久越好。

二、煲出汤水澄清方法

菜讲究色、香、味,而汤同样有这方面要求,那么,如何令煲出来的汤色泽澄清呢?

(一)冷水下锅,小火慢煲

因为冷水下锅,肉中蛋白质和脂肪容易溶解在汤中,使汤味更鲜美。如果待锅内水沸腾时下锅,就会使原材料表皮快速收缩,内部物质不能排除,影响味道。

(二)掌握好火候

煲清汤时,要大火煲滚,小火煲成。原料下锅后,需大火快速煮沸,然后再小火慢煲,撇去浮沫即可。

三、煲制中药催乳汤

（一）通草鲫鱼催乳汤

通草鲫鱼催乳汤的煲制方法及功效，见下表。

通草鲫鱼催乳汤

名称	通草鲫鱼催乳汤
用料	通草6克，活鲫鱼1条
做法	先把鲫鱼洗净、去鳞、去内脏，然后加入通草一同煮成鲫鱼汤。食用时吃鱼喝汤，每天喝2次，连喝3～5天，汤宜淡一些
功效	鲫鱼具有利水、通乳的功效，通草可通气下乳，搭配在一起煮汤不仅可以提高催乳效果，还利于产妇身体复原

（二）丝瓜仁鲢鱼催乳汤

丝瓜仁鲢鱼催乳汤的煲制方法及功效，见下表。

丝瓜仁鲢鱼催乳汤

名称	丝瓜仁鲢鱼催乳汤
用料	丝瓜仁50克，活鲢鱼1条
做法	先把鲢鱼洗净、去鳞、去内脏，然后与丝瓜仁一同熬煮成汤。产妇食用时可以少放些酱油，但不放盐，最好吃鱼喝汤一次完成，每天喝1次，连续喝3天
功效	丝瓜仁具有催乳作用，鲢鱼有补虚、理气、通乳的功效，此汤对血虚引起的少奶有一定效果

（三）通草猪蹄催乳汤

通草猪蹄催乳汤的煲制方法及功效，见下表。

通草猪蹄催乳汤

名称	通草猪蹄催乳汤
用料	新鲜猪蹄1只，通草3克
做法	先把猪蹄洗净，刮干净皮毛，与通草一同放在砂锅里，加1.5千克清水煮成汤。先用急火，水开后改成慢火，煮1～2个小时。每天喝2次，连续喝3～5天
功效	猪蹄里含有丰富的蛋白质、脂肪，具有较强的补血活血作用，通草可以利水通乳汁，搭配在一起食用不仅通乳效果好，还可促进产妇尽快康复

（四）猪骨催乳汤

猪骨催乳汤的煲制方法及功效，见下表。

猪骨催乳汤

名称	猪骨催乳汤
用料	新鲜猪骨（腔骨、排骨、腿骨皆宜）500克，通草6克
做法	先洗净猪骨，放在锅里加上清水，与通草一同在锅里煮1～2个小时，直至熬成一小碗猪骨汤，再放入少许酱油，一次喝完，连续喝3～5天
功效	猪骨具有补气、补血、生乳的作用，加上通草后催乳效果更强

（五）芪肝汤

芪肝汤的煲制方法及功效，见下表。

芪肝汤

名称	芪肝汤
用料	猪肝500克（切片洗净），黄芪60克
做法	放水适量同煮。烧沸后加黄酒、盐等调料，用小火煮30分钟
功效	适宜气血不足的少乳者

（六）木瓜花生大枣汤

木瓜花生大枣汤的煲制方法及功效，见下表。

木瓜花生大枣汤

名称	木瓜花生大枣汤
用料	木瓜750克，花生150克，大枣5粒，冰糖少许
做法	（1）将木瓜去皮、去核、切块 （2）将木瓜、花生、大枣和8碗水放入煲内，放入冰糖，待水滚后改用文火煲2小时即可饮用
功效	部分妇女产后因乳汁不足，在喂哺宝宝时会产生缺乳汁问题。产妇要增加乳汁，可煲木瓜花生大枣汤饮用，对增加乳汁有显著效用

（七）黄芪炖鸡汤

黄芪炖鸡汤的煲制方法及功效，见下表。

黄芪炖鸡汤

名称	黄芪炖鸡汤
用料	黄芪50克，枸杞15克，大枣10个，鸡1只（1千克左右），生姜2片，食盐、米酒各适量
做法	将黄芪、枸杞、姜片放入滤袋内，把鸡洗净、切块，与大枣一起放锅内，加入清水，小火焖1小时后加食盐、米酒即可食用
功效	黄芪可补气健脾，益肺止汗，常用于治疗产后乳汁缺少，需要注意的是，该汤宜在产后5～7日后食用

（八）猪蹄桑寄生通乳汤

猪蹄桑寄生通乳汤的煲制方法及功效，见下表。

猪蹄桑寄生通乳汤

名称	猪蹄桑寄生通乳汤
用料	猪蹄2只，桑寄生12克，王不留行9克，生姜、胡椒、葱头、味精、食盐各适量
做法	将三者同放砂锅内加清水适量炖至猪蹄熟烂，加生姜等调味即成，吃肉饮汤，每日1次，连食7日
功效	主治乳汁不下

（九）猪骨通草汤

猪骨通草汤的煲制方法及功效，见下表。

猪骨通草汤

名称	猪骨通草汤
用料	猪骨（腔骨、排骨、腿骨均可）500克，通草6克
做法	将以上原料放入汤锅中，加1 000毫升水，熬2小时得猪骨汤约一小碗，加入少许酱油即可，一次喝完，每日一次，加服3～5天
功效	具有补气血、生乳、通乳功效

（十）莲子猪肚汤

莲子猪肚汤的煲制方法及功效，见下表。

莲子猪肚汤

名称	莲子猪肚汤
用料	猪肚1个，去心莲子10克，花生油适量，盐、姜丝、鸡精各少许
做法	（1）将姜去除外皮，用清水洗净，切成丝 （2）将莲子煮熟，装入洗净的猪肚内，用线缝合开口，放入锅中隔水蒸至肚熟，取出晾凉 （3）将猪肚切块，用花生油加姜丝煸炒，最后加盐和鸡精调味即可
功效	具有健脾益胃、补虚益气的功效

（十一）黄花通草猪肝汤

黄花通草猪肝汤的煲制方法及功效，见下表。

黄花通草猪肝汤

名称	黄花通草猪肝汤
用料	黄花菜30克，花生米30克，通草6克，猪肝200克
做法	将黄花菜30克、通草6克加水煮汤，去渣取汁，放入花生米、猪肝煲汤。以花生米熟烂为度。吃猪肝、花生米，饮汤，每日一剂，连服3天
功效	可治乳量少、乳房柔软，通络生乳

（十二）母鸡炖山药汤

母鸡炖山药汤的煲制方法及功效，见下表。

母鸡炖山药汤

名称	母鸡炖山药汤
用料	母鸡1只，洗净，黄芪30克，党参15克，山药15克，红枣15克
做法	将整只母鸡洗净，将黄芪、党参、山药、红枣置入鸡肚，在药上浇黄酒50克，隔水蒸熟，1～2天内吃完
功效	可用于脾胃虚弱少乳者

（十三）王不留行炖猪蹄汤

王不留行炖猪蹄汤的煲制方法及功效，见下表。

王不留行炖猪蹄汤

名称	王不留行炖猪蹄汤
用料	猪蹄3～4个，王不留行12克，调味料少许
做法	砍开猪蹄，将王不留行用纱布包裹，与洗净的猪蹄一起放进锅内，加水及调味料煮烂即可食用
功效	适用于缺乳少乳者

（十四）清炖乌骨鸡汤

清炖乌骨鸡汤的煲制方法及功效，见下表。

清炖乌骨鸡汤

名　称	清炖乌骨鸡汤
用料	乌骨鸡肉1000克，党参15克，黄芪25克，枸杞子15克
做法	将乌骨鸡去血水，切块，放入砂锅内，放入药材，小火炖2小时
功效	可治产生虚弱，乳汁不足

（十五）清淡肘子汤

清淡肘子汤的煲制方法及功效，见下表。

清淡肘子汤

名　称	清淡肘子汤
用料	猪肘子1只，当归、王不留行各8克
做法	将猪肘子洗净，整体入锅，放入药材，比例为100∶2∶2，小火炖至烂熟
功效	可生乳、下乳

（十六）鲤鱼通乳汤

鲤鱼通乳汤的煲制方法及功效，见下表。

鲤鱼通乳汤

名　称	鲤鱼通乳汤
用料	鲤鱼500克，通草20克，猪前蹄200克，料酒10克，精盐3克，味精2克，姜片10克，胡椒粉2克
做法	（1）将猪蹄处理干净，放沸水锅中焯一下，去掉血水，洗净；洗净通草 （2）将鲫鱼去鳞、鳃、内脏，收拾干净，洗净 （3）将锅置火上，放入适量清水，放进猪蹄煮一段时间，加入鲫鱼、通草、料酒、盐、胡椒粉、姜片，煮至猪蹄、鱼肉熟烂，捞出姜，用味精调味后即成
功效	主治通气

（十七）归芪鲫鱼汤

归芪鲫鱼汤的煲制方法及功效，见下表。

归芪鲫鱼汤

名称	归芪鲫鱼汤
用料	鲫鱼1尾（250克），当归10克，黄芪15克
做法	将鲫鱼洗净，去内脏和鱼鳞，与当归、黄芪同煮至熟即可。饮汤食鱼，每日服一剂
功效	鲫鱼汤味美，营养丰富，可补阴血，通血脉，消积滞，通络下乳，当归、黄芪益气养血

（十八）茭白通草猪脚汤

茭白通草猪脚汤的煲制方法及功效，见下表。

茭白通草猪脚汤

名称	茭白通草猪脚汤
用料	猪蹄500克，茭白100克，通草15克，盐2克，味精1克
做法	（1）将茭白洗净，切片 （2）洗净猪蹄，切块 （3）锅内加入茭白、猪蹄、通草，加水适量，同煮 （4）煮至猪蹄烂熟，入食盐、味精调味即成
功效	此汤具有补血通乳的作用

四、催乳汤的制作

（一）赤豆鲤鱼汤

赤豆鲤鱼汤的煲制方法及功效，见下表。

赤豆鲤鱼汤

名称	赤豆鲤鱼汤
用料	鲤鱼1条（重约500克），赤小豆50克
做法	（1）将鲤鱼去鳞、鳃及内脏，清洗干净，切成三四块 （2）将赤小豆淘洗干净，浸泡2小时 （3）将泡涨的赤小豆用清水煮至七成熟，加入鲤鱼块，用文火煮至烂熟，不加调料，食肉饮汤
功效	产前安胎消肿，产后通乳下奶，主要用于产后乳少症

（二）甜醋猪脚姜汤

甜醋猪脚姜汤的煲制方法及功效，见下表。

甜醋猪脚姜汤

名称	甜醋猪脚姜汤
用料	猪脚1只（斩件），冰糖一小块，生姜250克，甜醋适量
做法	（1）将猪脚去毛后斩件，用滚水煮5分钟 （2）将生姜刮皮、拍裂，连同猪脚放入瓦煲中，加醋 （3）煮滚后，改用文火煲2小时，下冰糖调味即成
功效	产后血虚、食欲减退、手脚冻，用生姜、甜醋煲猪脚汤饮用，可增进食欲，兼能健胃散寒、温经补血，是产妇最佳滋补汤水

（三）木瓜鱼尾汤

木瓜鱼尾汤的煲制方法及功效，见下表。

木瓜鱼尾汤

名称	木瓜鱼尾汤
用料	木瓜750克，鲩鱼尾600克，盐1茶匙，生姜3片，油1汤匙
做法	（1）将木瓜去核、去皮、切块 （2）起油锅，放入姜片，煎香鲩鱼尾

续表

做法	（3）将木瓜放入煲内，用8碗水煲滚，再舀起2碗滚水倒入锅中，与已煎香的鱼尾同煮片刻，再将鱼尾连汤倒回煲内，用文火煲1小时，下盐调味，即可饮用
功效	产后体虚力弱，如果调理失当，就会食欲不振、乳汁不足。要滋补益气，最好饮木瓜鱼尾汤，因为鲩鱼尾能补脾益气，配以木瓜煲汤，则有通乳健胃的功效，最适合产后饮用

（四）猪蹄葱白煮豆腐汤

猪蹄葱白煮豆腐汤的煲制方法及功效，见下表。

猪蹄葱白煮豆腐汤

名称	猪蹄葱白煮豆腐汤
用料	猪蹄1只，葱白2节，豆腐60克，黄酒30毫升
做法	将猪蹄洗净切开，与葱白、豆腐一同放入砂锅内，加水适量，用文火煮30分钟，再倒入黄酒，加少量食盐，可下乳
功效	适用于乳房胀痛，肝郁气滞，乳汁不通者

（五）栗子冬菇焖鸽汤

栗子冬菇焖鸽汤的煲制方法及功效，见下表。

栗子冬菇焖鸽汤

名称	栗子冬菇焖鸽汤
用料	鲜乳鸽1只，栗子150克，冬菇5~6个，姜1片，干葱1段，磨豉酱1茶匙，调料（姜汁、酒各1茶匙，盐小半茶匙，胡椒粉少许，上汤或水1杯多些，生抽大半汤匙，糖半茶匙，麻油、胡椒粉少许）适量
做法	放水适量同煮。烧沸后加生抽、盐等调料，用小火煮30分钟
功效	有通利行乳、散结止痛、清热除淤的作用，能促进乳汁通利，防止乳腺炎发生

（六）酒酿蛋花汤

酒酿蛋花汤的煲制方法及功效，见下表。

酒酿蛋花汤

名称	酒酿蛋花汤
用料	适量酒酿，鸡蛋1个
做法	将酒酿加水煮开，再打入鸡蛋，煮成蛋花状即可，趁热服用
功效	益气生津，活血止血，促进泌乳

（七）猪蹄炖丝瓜豆腐汤

猪蹄炖丝瓜豆腐汤的煲制方法及功效，见下表。

猪蹄炖丝瓜豆腐汤

名称	猪蹄炖丝瓜豆腐汤
用料	豆腐、丝瓜各200克，香菇50克，猪前蹄1只（约1 000克），盐10克，姜丝、葱段各5克，味精3克
做法	（1）将猪蹄去净毛、洗净，用刀斩成小块，待用 （2）把豆腐放入盐水中浸泡10~15分钟，用清水洗净，切成小块 （3）将丝瓜削去外皮，用清水洗净，切成薄片 （4）把香菇先切去老蒂，用清水浸软后洗净 （5）将猪蹄置于锅中，加水约2 500克，于炉火上煎煮，煮至肉烂时，放入香菇、豆腐及丝瓜，并加入盐、姜丝、葱段、味精，再煮几分钟后即可离火，分数次食之
功效	益气生津，促进泌乳

（八）猪蹄炖花生仁汤

猪蹄炖花生仁汤的煲制方法及功效，见下表。

猪蹄炖花生仁汤

名称	猪蹄炖花生仁汤
用料	猪蹄2个，生花生仁200克，盐、葱、姜、黄酒适量
做法	（1）将猪蹄浸泡后刮洗干净，对剖后剁成块（3厘米见方） （2）将花生仁用温水浸泡后去皮 （3）将葱切末、姜切块 （4）将炒锅置于旺火上，倒入清水（2500毫升），放入猪蹄，烧沸，撇净浮沫，放入花生仁、姜块 （5）猪蹄半熟时，改用小火，放入精盐继续煨炖 （6）猪蹄炖烂后，起锅盛入汤碗，撒上胡椒粉、味精、葱末即可
功效	可通乳、下乳

（九）木瓜炖鱼头汤

木瓜炖鱼头汤的煲制方法及功效，见下表。

木瓜炖鱼头汤

名称	木瓜炖鱼头汤
用料	鱼头约250克，青木瓜1个，料酒、姜丝、红枣、枸杞、龙眼干少许
做法	（1）油锅烧热，爆姜丝，然后将鱼头过油，去掉鱼的腥味 （2）把过了油的鱼头放进砂锅，再加入木瓜、红枣、龙眼干、枸杞，先用大火煮沸，加少许料酒，再用文火炖1小时
功效	可下乳、催乳

（十）木瓜炖牛奶汤

木瓜炖牛奶汤的煲制方法及功效，见下表。

木瓜炖牛奶汤

名称	木瓜炖牛奶汤
用料	木瓜250克，牛奶1杯，冰糖1小块

续表

做法	（1）将木瓜去皮，切小块 （2）把切块的木瓜放进炖盅里，放一小块冰糖（根据产妇平时的喜好掌握加糖的分量） （3）盖上盖子，把炖盅放进锅里大火炖30分钟 （4）把牛奶倒进炖盅里，盖过木瓜即可，盖上盖子，小火炖开即可
功效	能促进乳腺发育，促进乳汁分泌

（十一）丝瓜鲫鱼汤

丝瓜鲫鱼汤的煲制方法及功效，见下表。

丝瓜鲫鱼汤

名称	丝瓜鲫鱼汤
用料	活鲫鱼500克，丝瓜200克，黄酒、姜、葱等适量
做法	（1）将活鲫鱼洗净、背上剖十字花刀 （2）两面略煎后，烹黄酒，加清水、姜、葱等，小火焖炖20分钟 （3）将丝瓜洗净切片，投入鱼汤，旺火煮至汤呈乳白色后加盐，3分钟后即可起锅
功效	该汤具益气健脾、清热解毒、通调乳汁的功效。如果根据口味和习惯，将丝瓜换成豆芽或通草，效果差不多

（十二）砂锅鲫鱼汤

砂锅鲫鱼汤的煲制方法及功效，见下表。

砂锅鲫鱼汤

名称	砂锅鲫鱼汤
用料	鲜鲫鱼2条（约600克），猪肥膘肉30克，粉条30克，香菜、盐、料酒、醋、白糖、姜、味精各适量
做法	（1）将鲫鱼刮鳞去鳃，取出内脏，洗净，在鱼身两侧斜切成十字花刀，放入沸水锅内烫一下，捞出，控干水

续表

做法	（2）将猪肥膘肉洗净，切成小丁；香菜择洗净，切成末；粉条用温水泡软；葱去皮洗净，切成丝；姜洗净，切丝 （3）洗净砂锅，放入鲫鱼、肥肉丁、粉条，添汤，加盐、料酒、醋、白糖、姜丝，盖上盖，将锅置于火上，烧开后撇去浮沫，改用小火炖30分钟，加味精即成
功效	该汤具益气健脾、通调乳汁的功效

（十三）三鲜汤

三鲜汤的煲制方法及功效，见下表。

三鲜汤

名称	三鲜汤
用料	水发海参50克，鸡脯肉（公鸡）50克，大虾1个，冬笋10克，油菜心10克，酱油、盐、味精、香油、鸡汤各适量
做法	（1）将冬笋切成小片；油菜心洗净，用沸水烫一下；海参、鸡脯肉片成小薄片；大虾去掉头、皮、沙线，切成薄片 （2）锅中放鸡汤烧开，加入海参、鸡肉、大虾、冬笋片、油菜心，再加入盐、酱油烧开，撇去浮沫，淋入香油，加上味精即可出锅
功效	可通乳、下乳

（十四）木瓜煲泥鳅汤

木瓜煲泥鳅汤的煲制方法及功效，见下表。

木瓜煲泥鳅汤

名称	木瓜煲泥鳅汤
用料	木瓜1个，泥鳅约600克，生姜4片，杏仁5克，蜜枣8个，猪油、盐各少许
做法	（1）将木瓜刮去外皮、去核，清水洗净，切成厚块 （2）把泥鳅去鳞、鳃，清除内脏，清水冲洗干净；杏仁、蜜枣分别用清水洗净

做法	（3）将锅置于火上，下猪油、烧热，放入泥鳅煎香至透，盛出 （4）将清水适量放入煲内煮沸，放入姜片，泥鳅、杏仁、蜜枣，煲加盖，用文火煲1小时 （5）把木瓜放入煲中，再煲半小时，加入少许盐调味，便可饮食
功效	适宜生乳、通乳

（十五）猪排炖黄豆芽汤

猪排炖黄豆芽汤的煲制方法及功效，见下表。

猪排炖黄豆芽汤

名称	猪排炖黄豆芽汤
用料	猪排500克，鲜黄豆芽200克，葱、姜各适量，料酒50克，盐、味精各适量
做法	（1）将排骨切成段，放入沸水中焯水，用清水洗净，放入炒锅或煲内，放清水300克 （2）投入料酒、葱段、姜块，用旺火烧沸，改用小火炖1小时，投入黄豆芽，用旺火煮沸，改用小火熬15分钟，放入适量盐、味精，拣出葱、姜即可
功效	具有催乳作用

（十六）乌鸡白凤菇汤

乌鸡白凤菇汤的煲制方法及功效，见下表。

乌鸡白凤菇汤

名称	乌鸡白凤菇汤
用料	乌鸡1只（约1000克），白凤菇50克，盐、黄酒、葱段、姜片、食用油适量
做法	（1）将乌鸡洗净待用，将水放入锅内煮沸，将乌鸡、姜片、葱段放入锅内，加入黄酒 （2）用小火煮至肉烂，放入白凤菇，再煮2~3分钟，即可食用
功效	生精养血，增乳的功效极佳

（十七）鲫鱼奶汤

鲫鱼奶汤的煲制方法及功效，见下表。

鲫鱼奶汤

名称	鲫鱼奶汤
用料	鲫鱼1尾，牛奶50毫升，葱、盐、黄酒等调味料适量
做法	将鲫鱼去磷及内脏后，洗净，下油锅略煎，再加葱、盐、黄酒、水适量共炖，汤至乳白色将好时，放入牛奶，煮开即可
功效	补益气血，健脾开胃，促进乳汁分泌

（十八）木瓜鲫鱼汤

木瓜鲫鱼汤的煲制方法及功效，见下表。

木瓜鲫鱼汤

名称	木瓜鲫鱼汤
用料	鲫鱼1尾，木瓜100克，葱、盐、黄酒等调味料适量
做法	（1）木瓜去籽削皮切块，鲫鱼洗净控干水，用油煎透煎黄 （2）锅里放水，放入煎好的鲫鱼，加入姜、食盐、料酒，煮沸后倒入木瓜一起煲，看到汤变得乳白浓稠再加入少许葱花即可
功效	促进乳汁分泌

（十九）冬瓜鲫鱼汤

冬瓜鲫鱼汤的煲制方法及功效，见下表。

冬瓜鲫鱼汤

名称	冬瓜鲫鱼汤
用料	鲫鱼1～2尾，冬瓜、葱、姜、盐少许
做法	（1）清洗鲫鱼，将葱、姜改刀、冬瓜切小片 （2）鱼下冷水锅，大火烧开，加葱、姜后改小火慢炖 （3）当汤汁颜色呈奶白色时下入冬瓜，并调味，稍煮即可
功效	补气血、通乳汁

（二十）虾仁馄饨汤

虾仁馄饨汤的煲制方法及功效，见下表。

虾仁混沌汤

名称	虾仁馄饨汤
用料	新鲜虾仁50克，猪肉50克，胡萝卜15克，葱20克，姜10克，馄饨皮8～10个
做法	（1）将新鲜虾仁、猪肉、胡萝卜、葱、姜放在一起剁碎，加入调料拌匀 （2）把做成的馅料分成8～10份，包入馄饨皮中，再放在沸水中烫熟 （3）锅里加高汤煮开，放入已烫熟的馄饨，再加香菜、葱末、胡椒、麻油等调味料
功效	虾仁性温味咸，富含蛋白质、脂肪及各种维生素，对产后血虚、乳汁缺乏很有帮助

（二十一）炖豆腐猪蹄香菇汤

炖豆腐猪蹄香菇汤的煲制方法及功效，见下表。

炖豆腐猪蹄香菇汤

名称	炖豆腐猪蹄香菇汤
用料	豆腐、丝瓜各200克，香菇50克，猪前蹄1个（约1 000克），盐10克，姜丝5克，葱段10克，味精3克
做法	（1）将猪蹄去净毛，清水洗净，用刀斩成小块，待用 （2）把豆腐放入盐水中浸泡10～15分钟，用清水洗净，切成小块 （3）将丝瓜削去外皮，清水洗净，切成薄片 （4）把香菇先切去老蒂头，清水浸软后洗净 （5）将猪蹄置于洗净的锅中，加水约2 500克，于炉火上煎煮，煮至肉烂时，放入香菇、豆腐及丝瓜，并加入盐、姜丝、葱段、味精，再煮几分钟后即可离火，分数次食之
功效	对于乳汁分泌不足者，具有良好的生乳作用；对于乳络不通，胀乳汁少或乳胀生结，疼痛乳少，乳房微热者，有通络行乳，散结止痛，清热除淤的作用；能促进乳汁通利，防止乳腺炎的发生

五、催乳粥的制作

（一）柴郁莲子粥

柴郁莲子粥的制法及功效，见下表。

柴郁莲子粥

名称	柴郁莲子粥
用料	柴胡、郁金各10克，莲子（去心）15克，粳米100克，白糖适量
做法	（1）莲子捣成粗末，粳米淘洗干净 （2）将柴胡、郁金放入锅中，加适量清水煎煮、去渣，加入莲子、粳米煮粥，等粥熟时，加入白糖调味即成
功效	具有疏肝解郁、固摄乳汁的作用，可用于防治产后肝气郁结所致乳汁自出等症

（二）虾米粥

虾米粥的制法及功效，见下表。

虾米粥

名称	虾米粥
用料	虾米30克，粳米100克
做法	将粳米加水煮粥，粥煮至半熟时，加入洗净的虾米，米汤稠时即可食用
功效	补肾壮阳，益精通乳，产后产妇乳汁分泌不足者宜经常食用

（三）黑芝麻粥

黑芝麻粥的制法及功效，见下表。

黑芝麻粥

名称	黑芝麻粥
用料	黑芝麻30克，粳米100克

续表

做法	先将黑芝麻炒熟捣碎，粳米洗净，加水适量煮成粥
功效	适用于产后乳汁不足，补肝肾

（四）莴苣籽粥

莴苣籽粥的制法及功效，见下表。

莴苣籽粥

名称	莴苣籽粥
用料	莴苣籽15克，甘草6克，粳米100克
做法	（1）将莴苣籽捣碎，加甘草，再加水200毫升同煮 （2）煮至水剩余100毫升时，滤汁去渣。将滤汁、粳米一同入锅，加水同煮，米烂即成
功效	具有催乳功效

（五）豌豆粥

豌豆粥的制法及功效，见下表。

豌豆粥

名称	豌豆粥
用料	豌豆50克，粳米100克
做法	先煮粳米，待水沸腾时，加入豌豆续煮至熟
功效	适于下乳，对产后乳少者适用

（六）通草花生粥

通草花生粥的制法及功效，见下表。

通草花生粥

名称	通草花生粥
用料	花生米30克，通草8克，王不留行12克，粳米50克，红糖适量
做法	先将通草、王不留行煎煮，去渣留汁，再将药汁、花生米、粳米一同入锅，加水熬煮，待花生米、粳米煮烂后，加入红糖即可食用
功效	通草性味甘淡凉，入肺胃经，能泻肺、利小便、下乳汁。王不留行是石竹科植物麦蓝菜的种子，性味苦平，二药合用治疗乳汁不足，疗效更佳

（七）红枣桂圆枸杞粥

红枣桂圆枸杞粥的制法及功效，见下表。

红枣桂圆枸杞粥

名称	红枣桂圆枸杞粥
用料	桂圆肉15克，枸杞10克，红枣4粒，红糖10克，粳米100克，水1000毫升
做法	（1）将桂圆肉和红枣、枸杞、米都洗净，放入砂锅中，加适量的水 （2）大火烧开转小火焖煮，至米变软糯发黏，即可
功效	适用于体质虚弱、产后虚弱者

（八）花生大米粥

花生大米粥的制法及功效，见下表。

花生大米粥

名称	花生大米粥
用料	生花生米（带红皮）100克，大米200克，白糖少许
做法	将花生米捣烂后放入淘净的大米中煮粥，粥分两次（早午或早晚各1次）喝完，连服3天
功效	具有催乳益气功效

（九）墨鱼粥

墨鱼粥的制法及功效，见下表。

墨鱼粥

名称	墨鱼粥
用料	干墨鱼250克，粳米100克，姜、料酒、盐、味精各适量
做法	（1）将新鲜的墨鱼洗净切片 （2）同粳米加水适量，炖至米稠粥 （3）再入姜、酒、盐、味精调味 （4）随意服用
功效	具有通经、养血、催乳功效

（十）猪骨西红柿粥

猪骨西红柿粥的制法及功效，见下表。

猪骨西红柿粥

名称	猪骨西红柿粥
用料	西红柿3个（重约300克）或山楂50克，猪骨头500克，粳米200克，精盐适量
做法	（1）将猪骨头砸碎，用开水焯一下捞出，与西红柿（或山楂）一起放入锅内，倒入适量清水，置旺火上熬煮，沸后转小火继续熬半小时至1小时，端锅离火，把汤滗出备用 （2）粳米洗净，放入砂锅内，倒入西红柿骨头汤，置旺火上，沸后转小火，煮至米烂汤稠，放适量精盐，调好味，离火即成
功效	适宜于催奶，通利行气，散结止痛，清热除淤

（十一）鲤鱼催乳粥

鲤鱼催乳粥的制法及功效，见下表。

鲤鱼催乳粥

名称	鲤鱼催乳粥
用料	活鲤鱼500克，粳米、小米各50克
做法	鲜活鲤鱼除去内脏后切成小块，与粳米、小米一起煮成鲤鱼粥。但粥里最好不要放盐，淡食催乳效果较佳
功效	适宜于催乳、开胃健脾

（十二）羊肉萝卜粥

羊肉萝卜粥的制法及功效，见下表。

羊肉萝卜粥

名称	羊肉萝卜粥
用料	羊肉（瘦）500克，陈皮5克，白萝卜100克，高粱米150克，大葱5克，姜5克，黄酒10克，五香粉10克，味精10克，香油25克
做法	（1）陈皮洗净，切成末；葱、姜洗净切末备用 （2）羊肉洗净，切成薄片，放入锅中，加羊肉汤、黄酒、五香粉、陈皮末，煮至羊肉碎烂，再加入淘洗干净的高粱米和切成细丁的白萝卜，一同煮成稀粥，加入食盐、葱、姜末、香油调味即成
功效	适宜缺乳产妇食用

（十三）小米红糖粥

小米红糖粥的制法及功效，见下表。

小米红糖粥

名称	小米红糖粥
用料	小米100克，红糖适量
做法	（1）将小米淘洗干净，放入开水锅内，旺火烧开后，转小火煮至粥黏 （2）食用时，加入适量红糖搅匀，再煮开，盛入碗内即成
功效	适宜缺乳产妇食用

（十四）红小豆粥

红小豆粥的制法及功效，见下表。

红小豆粥

名称	红小豆粥
用料	大米50克，红小豆15克
做法	（1）将红小豆与大米分别淘洗干净 （2）将红小豆放入锅内，加入适量清水，烧开并煮至烂熟，再加入水与大米一起煮。用大火烧沸后，转用小火，煮至黏稠为止 （3）将粥内加入适量红糖，烧开盛入碗内，撒上少许糖即成
功效	此粥色泽红润，香甜爽口，催乳

（十五）香附芡实粥

香附芡实粥的制法及功效，见下表。

香附芡实粥

名称	香附芡实粥
用料	香附10克，芡实15克，粳米50克，白糖适量
做法	（1）芡实捣碎；粳米淘洗干净 （2）将香附放入锅中，加适量清水煎煮、去渣 （3）加入芡实、粳米煮粥，待粥熟时，加入白糖调味即成 （4）每日1剂，连食3～5日
功效	具有疏肝理气、固摄乳汁的作用。可用于防治产后肝气郁滞、乳汁自出症状

（十六）黄芪金樱粥

黄芪金樱粥的制法及功效，见下表。

黄芪金樱粥

名称	黄芪金樱粥
用料	黄芪30克，金樱子30克，粳米150克，白糖适量

续表

做法	（1）粳米淘洗干净 （2）锅置火上，加适量清水、黄芪、金樱子煎煮，去渣，加入粳米煮粥，等粥熟时，加入白糖调味即成 （3）每日1剂，连食3～5日
功效	此粥具有补中气、摄乳汁等功效，可用于防治产后气虚，乳汁自漏症状

（十七）莴苣猪肉粥

莴苣猪肉粥的制法及功效，见下表。

莴苣猪肉粥

名称	莴苣猪肉粥
用料	莴苣30克，猪肉150克，粳米50克，味精5克，精盐2克，酱油3克，香油10克
做法	（1）莴苣去杂，用清水洗净，切成细丝；粳米淘洗干净。 （2）猪肉洗净，切成末，放入碗内，加少许酱油、精盐腌10～15分钟，待用 （3）锅置火上，加适量清水，放入粳米煮沸，加入莴苣丝、猪肉末，改文火煮至米烂汁黏时，放入精盐、味精、香油，搅匀，稍煮片刻即可食用
功效	莴苣含莴苣素、乳酸、苹果酸、天冬碱、琥珀酸、维生素C、蛋白质、粗纤维、钾、钙、磷、铁等，有通乳汁、利小便的功效

（十八）茴香粥

茴香粥的制法及功效，见下表。

茴香粥

名称	茴香粥
用料	小茴香10～15克，粳米50～100克
做法	（1）将小茴香放入清水砂锅内煎煮，取汁去渣；粳米淘洗干净 （2）锅置火上，放入粳米、药汁熬煮成粥 （3）每日2次，3～5日为1个疗程
功效	此粥具有行气止疼、健脾开胃、通乳功效。适用于治疗胃寒呕吐、食欲减退、脘胀气有及乳汁缺乏等症

（十九）猪蹄当归粥

猪蹄当归粥的制法及功效，见下表。

猪蹄当归粥

名称	猪蹄当归粥
用料	猪蹄350克，粳米100克，当归10克，酱油2克，盐3克，味精1克，大葱5克
做法	（1）先将猪蹄去毛、洗净、切块 （2）将大葱洗净、切末 （3）将猪蹄内加入清水和当归煎取浓汤 （4）煨烂后捞出当归 （5）在猪蹄汤中加入粳米、猪蹄一同煮粥 （6）待粥快熟时加葱花等调味品，稍煮即成
功效	益气、生血、通乳，适用于产妇缺乳状况

（二十）茭白猪肉粥

茭白猪肉粥的制法及功效，见下表。

茭白猪肉粥

名称	茭白猪肉粥
用料	粳米100克，茭白100克，香菇（干）25克，猪肉（瘦）50克，盐5克，味精5克，猪油（炼制）25克
做法	（1）将茭白洗净、切细丝 （2）将香菇水发、切末 （3）将猪瘦肉切细末备用 （4）将猪油下锅，猪肉末炒散 （5）加入茭白、香菇、精盐、味精炒入味，盛入碗中备用 （6）将粳米淘洗干净，加水1000毫升，先用旺火烧开 （7）再转用文火熬煮成稀粥 （8）加入炒好的猪肉、香菇、茭白，搅匀，稍煮片刻
功效	此粥具有清热解毒、除烦止渴、通利二便、催乳的作用

六、催乳菜的制作

（一）肉丁香干炒青豆

肉丁香干炒青豆的制法及功效，见下表。

肉丁香干炒青豆

名称	肉丁香干炒青豆
用料	猪瘦肉、豆腐干、青豆各50克，胡萝卜100克，植物油15克，酱油10克，甜面酱、白糖各5克，姜片2克
做法	（1）将猪肉洗净，切成小丁；青豆洗净；胡萝卜、豆腐干洗净，均分别切小丁 （2）炒锅上火，放油烧热，下姜片稍煸，再下肉丁，炒至变色，加青豆、胡萝卜丁，炒至快熟时，放豆腐干，加甜面酱、酱油、白糖，旺火快炒，炒熟即成 （3）旺火快炒时，如嫌太干，可略加水炒至熟
功效	此菜有下乳作用

（二）葱烧鲫鱼

葱烧鲫鱼的制法及功效，见下表。

葱烧鲫鱼

名称	葱烧鲫鱼
用料	鲫鱼400克，小葱125克，酱油30克，精盐2克，白糖、姜、蒜各10克，料酒15克，味精少许，花生油300克（约耗50克）
做法	（1）将鲫鱼去鳞、鳃、内脏，洗净；小葱择洗干净，每三四根打成一个结子，放进鱼腹内 （2）将炒锅上火，放入花生油，烧至九成热，放入鲫鱼煎透，捞出沥油 （3）将炒锅置火上，放入花生油烧热，下姜末、蒜片，加酱油、料酒、白糖、精盐和适量清水，把鱼放入锅中，用文火炖30分钟，撒入味精，即成
功效	此菜益气健脾，治疗腹水，预防高血压

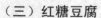

（三）红糖豆腐

红糖豆腐的制法及功效，见下表。

红糖豆腐

名称	红糖豆腐
用料	豆腐100克，红糖50克
做法	将豆腐切块、水煮，加红糖，可再加入少量米酒。水沸20分钟后可食，每日一次，连服5天
功效	利于产后体力恢复，子宫收缩及乳汁分泌

（四）红参蒸鲫鱼

红参蒸鲫鱼的制法及功效，见下表。

红参蒸鲫鱼

名称	红参蒸鲫鱼
用料	活鲫鱼250克，红参12克，火腿25克，虾仁15克，鸡汤、味精、姜、葱适量
做法	（1）将鲫鱼去鳞及内脏后洗净，放入沸水中烫一下。虾仁、红参用温水洗一下，火腿洗净切片 （2）将鲫鱼、红参、火腿片、虾仁放入汤锅中；加拍破的姜、葱，倒入鸡汤，加少许盐后盖好，上蒸笼煮熟即可
功效	此菜可生乳、下乳

（五）熘炒黄花猪腰

熘炒黄花猪腰的制法及功效，见下表。

熘炒黄花猪腰

名称	熘炒黄花猪腰
用料	猪肾（腰子）500克，黄花菜50克，淀粉、姜、葱、蒜、味精、白糖、植物油、精盐各适量
做法	（1）将猪腰子剖开，去筋膜臊腺，洗净，切块 （2）起油锅，待油至九成热时放姜、葱、蒜及腰花爆炒片刻 （3）猪腰熟透变色时，加黄花菜及盐、糖适量，煸炒片刻，加水、生粉勾芡，加味精即成
功效	有补肾通乳作用

（六）虾仁烧豆腐

虾仁烧豆腐的制法及功效，见下表。

虾仁烧豆腐

名称	虾仁烧豆腐
用料	豆腐300克，虾仁150克，鸡汤40克，鸡蛋1个，盐、味精、料酒、淀粉适量，麻油、葱、姜少许
做法	（1）把葱、姜洗净切成片，虾仁去沙线，备用。将豆腐切块，放水中煮一下，沥干水分，备用 （2）将葱、姜、盐、味精、料酒、鸡汤、淀粉、麻油放入碗中调成汁。将虾仁放入碗中，加盐、料酒、半个鸡蛋、搅拌均匀 （3）炒锅内注入油，烧热后放入虾仁，烧熟后加入豆腐同炒。受热均匀后，加入碗中的汁，迅速翻炒，使汁完全挂在原料表面，放入盘中即可食用
功效	此菜中虾仁含蛋白质极高，有催乳作用

本章习题：

1. 产妇营养有什么特点？

2. 产妇配餐有哪些要求？

3. 如何选用催乳蔬菜？

4. 如何选用催乳滋补品？

5. 如何选用催乳中药？

6. 产妇营养对乳汁有什么影响？

7. 产妇营养对泌乳量有什么影响？

第五章

母乳喂养指导

本章学习目标：

1. 了解母乳喂养的好处。

2. 认识优质母乳的颜色。

3. 学会对不同婴儿的母乳喂养方法。

4. 熟悉常见母乳喂养姿势。

5. 学会处理母乳喂养导致的产妇问题。

6. 掌握产后抑郁症出现的原因。

7. 掌握产妇心理护理措施。

第一节　母乳喂养基础知识

一、母乳喂养的好处

母乳喂养的好处有以下几个方面：

（一）对婴儿

（1）母乳是婴儿最理想的天然食物，能满足产后4~6个月婴儿生长发育的全部营养需要，且易消化、吸收。

（2）母乳中含有丰富的抗感染物质，如免疫球蛋白、巨噬细胞、溶菌酶、双岐因子等，可预防感染性疾病，保护婴儿。初乳中这些抗感染物质含量更丰富，所以初乳对婴儿来说，是人生的第一次免疫。

（3）母乳喂养可预防过敏性疾病，如湿疹、哮喘等。

（4）母乳喂养可促进婴儿面部和牙齿的发育。

（二）对产妇

（1）预防产后出血，促进子宫复原。

（2）哺乳期间，排卵会暂停，可以达到自然避孕效果。

（3）母乳喂养过程中，产妇可从与婴儿的密切关系中得到心里安慰。

（4）减少患乳腺癌及卵巢癌的概率。

（三）对家庭

增进家庭感情，稳定家庭关系，并能节约代乳品的开支。

（四）对社会

可以提高人口素质，降低婴儿发病率和死亡率，减少奶粉、代乳品、奶瓶、奶嘴、消毒器具的消费。减少避孕用具、避孕药物的使用及儿童患病后医疗费用的支出。

特别提示

　　母乳喂养有着独特的优势，这是其他喂养方式所达不到的。为了婴儿健康发育，一定要尽力为婴儿进行母乳喂养。

二、优质母乳的颜色

（一）灰白色母乳

　　每次乳汁分泌整个过程包括三个自然阶段，每个阶段都有其特有营养特点。在最开始时，分泌出的乳汁富含矿物质，常呈现灰白色，有人也叫"灰奶"，由于很多人不了解，单从颜色上判断认为这种奶容易引起婴儿腹泻，常常会白白浪费掉。

　　经过婴儿吸吮，乳汁会逐渐变白，此时的乳汁中富含蛋白质和碳水化合物。快结束时乳汁白而稠，这是由于其中含有大量脂肪。这三个阶段的乳汁都不要浪费，全让婴儿吃到，才能保证最合理营养。

（二）淡色母乳

　　有的产妇乳汁看着很淡，其实还是有营养的，颜色淡是因为脂肪含量少。在刚开始时分泌出的乳汁基本都不怎么含脂肪，颜色大都是清淡的，到后面脂肪含量逐渐增多，才慢慢转化为白色，因此在每次喂奶时，都应让婴儿多吮吸并适当延长吃奶时间，以便婴儿能吃到脂肪丰富的后奶。

（三）黄色母乳

　　在婴儿出生后的前几天里，母乳量一般都较少，且乳汁比较稠，颜色发黄，这种乳汁称为"初乳"。初乳中含有丰富的营养及抗病物质，不应浪费而应全部喂给婴儿。这一时期为了能分泌出足够的母乳，只要婴儿想吃，就应进行喂奶，而不必规定喂奶时间。

特别提示

为了确保婴儿发育所需及预防佝偻病发生，在婴儿出生一个月后，在哺乳同时，可以在医生指导下补充安全量维生素A及维生素D。

（四）淡绿色母乳

有时候乳汁还会有其他颜色，大部分和产妇饮食或药物中所含色素有关，婴儿尿液也可能会同时发生相同颜色的改变：如果喝含食有黄色素及红色素饮料，母乳就有可能变成橘色或淡红色；如果喝的是绿色饮料，或食用海藻及一些天然维生素时，奶水则很可能变为绿色。通常来说这些颜色改变都是无害的。

无论母乳出现什么样的颜色，其中的营养都是不容忽视的，一定要保证婴儿有充足的母乳喂养。

相关知识：

科学母乳喂养知识与传统母乳育儿观念的对比

传统观念一：在婴儿出生6个月后，母乳就没什么营养了，应该给婴儿断奶

现代医学认为此项说法是毫无科学根据的。一般新生儿从出生到6个月，需要完全依赖母乳喂养。这段期间母乳就能满足婴儿成长所需的全部营养，没有必要添加任何辅食，当然也包括水。

6个月以后，婴儿成长所需养分增加，单纯依靠母乳是不够的，因此需要添加辅食。母乳喂养到6个月也不是绝对喂养底线，有些早产儿或者过敏体质婴儿，由于其自身体质的原因，拒绝或不能食用辅食，就需要完全依靠母乳喂养到八九个月甚至更长时间。

传统观念二：产妇一来例假，乳汁就会变味，不能再喂养婴儿

这一观点同样没有任何科学依据，即便产妇已经开始来月经也仍然应继续哺乳。需要注意的是，此时要采取非荷尔蒙类避孕方式，因为如果产后采用含雌激素或黄体酮荷尔蒙类方式避孕，就会改变母乳原有成

分，并降低乳汁分泌。

传统观念三：产妇乳汁如果呈灰色，显得很清淡，就喂不饱婴儿

较为清淡的乳汁是"前奶"，这部分乳汁大部分是水，主要作用是给婴儿解渴，这也是母乳喂养的婴儿不需要额外喝水的原因。如果婴儿继续吃母乳，乳汁会越来越浓，直至分泌出像奶油一样的"后奶"，这才是给婴儿解饿。母乳会根据婴儿成长情况，自动调节每一次的泌乳，根据不同时期需要分泌不同成分乳汁来满足婴儿发育。例如，到了夏季，母乳就会自动变稀，以方便供给婴儿更多水分。

传统观念四：如果婴儿长得快，个子大，需要添加辅食

婴儿在6个月以内，无论成长速度多快，母乳都能够满足其所需。这一阶段，由于婴儿各项器官发育尚未完善，如果添加辅食，对婴儿不但毫无益处，而且还可能会造成肾负荷过重，以致于影响其对母乳的吸收。

传统观念五：喝奶粉婴儿会比纯母乳喂养婴儿体重增长快，母乳有时不如奶粉好

相比纯母乳喂养的婴儿，喝奶粉的婴儿的确更容易发胖，但这并不是因为奶粉比母乳好，而是因为奶粉中脂肪和蛋白质的含量数倍于母乳。这些脂肪和蛋白质对婴儿的生产发育是过剩的，多余的部分不但不能补充婴儿身体所需能量，反而会造成婴儿体重过量，同时还会给婴儿的将来埋下罹患高血压等方面疾病的健康隐患。

三、对不同类型婴儿的母乳喂养方法

母乳喂养需要注意婴儿的个体特点，根据婴儿吮吸母乳方式的不同，对其喂养方式也应有所不同。产妇应该充分尊重婴儿的个体特点，采用适合婴儿的方法喂养。

（一）兴奋型婴儿

兴奋型婴儿吃奶时表现得很亢奋，不能很好地含住乳头，以致于经常会因含不住乳头而闹脾气大哭。对于此类婴儿，在喂养母乳时，应该保证其充分的休息，在此过程中还要适时地刺激婴儿，让其保持清醒，能够吃饱。

特别提示

在婴儿哭闹时，千万不可对其强行喂奶，而是应该试着把婴儿抱起来，轻拍其背部或轻抚其头足，等婴儿情绪安稳下来再喂奶。

（二）迫切型婴儿

迫切型婴儿吃奶时，一靠近乳头就会马上含住乳头及乳晕，有力地吮吸，并且一般只有其吃饱后才会停下来。对于此类婴儿，应该尽早开奶，增加喂奶次数和每次喂奶的持续时间。

（三）品尝型婴儿

品尝型婴儿吃奶时，通常是要先含住乳头品尝一点乳汁，然后才会努力吮吸。此时，如果强迫其快速吮吸，不但无用，而且还会让其生气。对于此类婴儿，不但要有足够的耐心，而且还需要懂得怎样来引起婴儿吸乳的兴趣，例如可以先挤点乳汁在乳头上，然后用乳头不断地碰触婴儿的鼻尖及嘴唇。

（四）休息型婴儿

休息型婴儿吃奶时，经常是吃一会儿就需要休息几分钟才会继续。对于此类婴儿，只要不强迫其快速吮吸，通常会吃得很好。此种类型的婴儿虽然常常会在吃奶过程中睡着，产妇不能认为婴儿那时已经吃饱，而应延长喂奶时间，同时多留意婴儿的面部表情，并不断鼓励和帮助婴儿吃奶。

（五）延迟型婴儿

延迟型婴儿在出生后的最初几天里对母乳表现为毫无兴趣，一般只是在乳汁入口后才会吞下。对于此类婴儿，要坚持让其反复吸吮乳头，同时可以用手挤出少许乳汁送到婴儿口中的方式，让婴儿对吮吸母乳逐渐适应并产生兴趣。

四、促进母乳喂养成功的措施

（一）早期母婴皮肤接触

早期母婴的皮肤接触，可以促使婴儿早吸吮、早开奶，促使早期母乳喂养成功。并能安抚母婴情绪，稳定婴儿体温、心率、血压，另一方面，早开奶有利于婴儿血糖水平的提高。

（二）早吸吮、早开奶

早期婴儿对母乳的频繁吸吮。一方面可以促进产妇子宫收缩，减少出血；另一方面有助于产妇尽早下奶，让婴儿可以尽早吃到营养和免疫价值均高的初乳。初乳将刺激婴儿肠蠕动，从而促进胎粪的排出。

（三）促进泌乳

产妇可以对乳房进行按摩，对婴儿实施按需哺乳，使婴儿勤吸吮，并增加哺乳次数和每次哺乳的时间。因为乳房排得越空，之后产乳就越多。由于晚上十点以后泌乳素的分泌量达到最高值，夜间喂母乳，吸吮越多、泌乳越多。

（四）取消奶瓶和橡胶奶嘴

使用奶瓶和橡胶奶嘴后，婴儿会对母乳产生"乳头错觉"，不利于母乳喂养的成功，因此应取消或尽量避免奶瓶和橡胶奶嘴的使用。

（五）加强哺乳期营养

在哺乳期，产妇要多摄取蛋白质、维生素和矿物质含量丰富的食物，如动物蛋白（鱼、肉类）、豆制品、鸡汤、鱼汤、海带、紫菜、蔬菜和水果（特别是木瓜）等。

（六）保持心情舒畅

在哺乳期，产妇要保持良好的情绪、愉悦的心情、良好的睡眠，这样做可以促使乳汁分泌量的增多。

（七）社会支持

处于哺乳期的产妇需要家庭成员的关心、照顾和帮助。同时，也需要催乳师对产妇进行母乳喂养的指导，并给予支持和鼓励。

第二节　母乳喂养姿势指导

一、常见母乳喂养姿势

正确的母乳喂养姿势对母乳喂养的顺利进行有很大帮助。在母乳喂养时，产妇可以尝试抱婴儿的各种不同姿势，从而从中选择使自己和婴儿都感觉最为舒适的一种。

（一）侧躺式

侧躺式只需要一个枕头来支撑产妇和婴儿，能够让产妇在分娩后的几周内得到更多的休息，特别适合剖腹产的产妇使用。

采用侧躺式抱婴儿哺乳时，产妇需要侧躺，把头枕在枕头上，使婴儿侧躺在床上，面向产妇，嘴和乳头成一直线，下半身贴近产妇。婴儿可以直接躺在床上，也可以躺在产妇的手臂上。产妇可以用手托着乳房来使乳头靠近婴儿的嘴。中途可以换边，注意把婴儿抱起来时需要注意观察婴儿是否需要打嗝。

（二）足球式

足球式适用于吃奶有困难婴儿，并有利于产妇观察婴儿，方便在哺乳时根据需要调整婴儿的位置。

采用足球式抱婴儿哺乳时，首先要使婴儿躺在一张较宽的椅子或者沙发上，置于产妇手臂下，使婴儿的头部靠近产妇的胸部，产妇用手托起婴儿头部和肩膀，使婴儿的嘴能接触到产妇的乳头，然后在婴儿头部下方垫上一个枕头。

（三）摇篮式

摇篮式也称为麦当娜式，无论在家里或者公共地方，操作都比较方便。

摇篮式是用右侧乳房哺乳，需要产妇用右侧前臂和手来托住婴儿的头部和身体，用左手托住乳房，并将乳头放入婴儿口中。

（四）交叉摇篮式

交叉摇篮式与摇篮式有点相似，能够让产妇更清楚地看到婴儿吃奶的情况，特别适用于早产或者吃奶有困难的婴儿。

用左侧乳房喂婴儿，用左手支撑着乳房然后用右手手掌支撑婴儿颈部，避免用手掌托着婴儿后脑，这样婴儿可能会推开乳房。

 特别提示

产妇无论选择哪种喂乳姿势，都要确保婴儿的腹部正对着自己的腹部，因为这样有助于婴儿正确"吮住"或"攀着"。不要仅用双手抱着婴儿，而应将婴儿放在自己的大腿上，否则，哺乳后容易发生腰酸背痛，影响休息。

二、交替乳房哺乳步骤

交替哺乳是让婴儿吸空一边乳房后，或吃饱之前换另一边乳房。由于产妇双乳的乳汁总量对于婴儿一般是过量的，每次哺乳开始的乳房要两侧交替，这样可以保证双乳中至少有一边是空的。产妇可以通过使用在胸罩带上系丝带的方法，帮助自己记住上一次哺乳是从哪一边乳房开始的。

（1）促使寻乳反射。让婴儿舒服地躺在产妇的一只手臂上，抚摸他的脸颊，让他面转向产妇，准备吃奶。

（2）提供乳头。用另一只手托起乳房，使乳头靠近婴儿的嘴。此时，如果婴儿没有自动张开嘴，可用乳头刺激其嘴唇和脸颊，直至其张嘴。

（3）检查婴儿是否完全含住。成功的哺乳应使婴儿的嘴完全盖住乳晕，形成一个严密封口。在婴儿吮吸时，产妇会感到婴儿用舌头将乳头压向上腭。要注意观察婴儿颌骨的动作。

（4）建立视线接触。在哺乳时，产妇应注视着婴儿，与他交谈，对他微笑。可使婴儿任意在乳房上玩，使其形成进食时的愉快感，并感受到产妇皮肤的气息。

（5）抽出乳房。当感到乳房被排空时，可将小拇指滑进婴儿嘴边以打断吮吸。不要在婴儿松开乳头前强行抽出乳头，因为这样会弄痛产妇自己。

（6）给予另一边乳房。在将婴儿从一边乳房转移到另一边乳房之前，根据需要轻轻拍打他的背部。然后，将婴儿舒适地兜在另一只手臂中，给他另一边乳房吮吸。

三、婴儿在胸前抱放位置

（1）碰碰婴儿嘴唇，让他张开嘴。

（2）婴儿张开嘴后，将其抱在胸前，使他的嘴放在产妇的乳头和乳晕上，让他的腹部正对产妇的腹部。

（3）婴儿吃奶位置正确时，其鼻子和面颊应该接触乳房。

（4）待婴儿开始用力吮吸后，为了哺乳的顺利进行，应将婴儿的小嘴轻轻往外拉约5毫米。

四、正确含接姿势

吸吮含接正确时，婴儿嘴上方的可见乳晕比下方多，婴儿唇像鱼唇一样凸起，脸部鼓起呈圆形，两颊有节律地吸吮，并可听到"咕咕"的咽奶声。

（一）正确含接步骤

（1）产妇用乳头刺激婴儿的嘴唇，婴儿会产生觅食反射，张开小嘴寻找乳头。

（2）婴儿张大嘴寻找产妇的乳头。婴儿张大嘴的时候，小嘴撅着呈鱼唇状，小舌头呈勺状。

（3）产妇应在婴儿张大嘴的瞬间，将乳头及大部分乳晕送入其口中。

（二）正确含接姿势

婴儿嘴唇包住乳头和乳晕，其鼻子和面颊接触乳房。嘴唇在外面（或外翻），不是内收回。

五、正确托乳房姿势

首先，将大拇指与其他四指分开；然后食指至小指的四指并拢并紧贴在乳房下的胸壁上，用食指托住乳房的底部；同时，用大拇指轻压乳房上部，以免乳房堵住婴儿鼻孔而影响其呼吸。需要注意的是，托乳房的手不要离乳头太近，以免影响婴儿含接。

六、哺乳注意事项

哺乳注意事项如下：

（1）不要让乳房堵住婴儿鼻子，应用手隔开。

（2）虽然躺着喂婴儿比较舒适，但也要注意不要堵住婴儿鼻子。

（3）不要让婴儿含着乳头睡觉。

（4）如果婴儿含着乳头睡着了，应将乳头从婴儿口中轻轻取出。

（5）将乳头从睡着的婴儿口中取出时，婴儿若惊醒并大口吸奶，应继续喂奶，喂饱后再让婴儿睡。

七、应对婴儿乳头错觉

尽管母乳喂养有如此多的好处，可是有些婴儿却偏偏不配合，不吃母乳，这是为什么呢？主要原因是"乳头错觉"。许多产妇产后由于疲劳，加之伤口疼痛（剖宫产后），不愿给婴儿喂母乳，婴儿一哭就用奶瓶喂牛奶。奶瓶上的橡皮奶头长，且奶嘴开口大，婴儿不需费多大力气就能痛快吸奶。当他再吸产妇的乳头时，会觉得很难含住，吸起来也很费劲，因此不愿吃产妇的奶。

纠正乳头错觉一定要有耐心，可以采用以下措施：

（1）立即停止用奶嘴给婴儿喂奶。

（2）耐心地帮助婴儿学习正确的含接姿势。

（3）有乳头错觉的婴儿都不愿等待乳汁分泌，对此，可以在喂奶前先挤乳房，等奶下来后再把乳头给婴儿，这样婴儿可以不必等待，马上就有乳汁泌出。

第三节　母乳喂养技巧指导

一、间隔哺乳时间

在婴儿出生后的第一次喂养时，要让产妇和婴儿裸体进行皮肤接触，并保证婴儿持续吸吮乳头30分钟以上，以刺激乳头，促进生乳素分泌。

分娩后让母婴早接触，早开奶，有利于产妇的乳汁分泌，而婴儿也可通过吸吮和吞咽促进肠蠕动及胎便的排出。

此后可给新生儿每3个小时喂一次奶，如上午6:00、9:00、12:00，下午3:00、6:00，晚上9:00，夜间12:00和后半夜3:00各喂一次。1～2个月后，为了母婴夜间休息，可把后半夜3:00这次奶停掉，变为每天喂7次。3～5个月后，可改为3～4小时喂一次。半岁后可改为4～5小时喂一次，并养成夜间不喂奶的习惯。每次喂奶时间不宜太长，以7～15分钟为宜。有规律地喂奶有利于婴儿消化系统有规律地工作。

二、特殊乳头哺乳

虽然在哺喂母乳过程中，乳头形状远比乳房形状重要，但是无论多么难吸吮的乳头也一定可以哺喂母乳，只是产妇和婴儿都需要花费一些力气才能让哺乳变得更为顺利。关于特殊乳头介绍，详见本书相关章节内容。

（一）扁平乳头

哺乳技巧为：多吸吮。

对婴儿而言，扁平乳头不容易被吸到口腔深处。不过只要多让婴儿吸吮，扁平乳头转变成正常乳头的概率是很高的，之后婴儿就能吸得既轻松又顺利了。也可使用乳头保护器（见右图）辅助哺乳。方法如下：

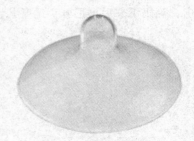

乳头保护器

（1）先把保护器以不碰触乳头的方式小心地贴在乳房上，然后用手指摁住保护器周围。

（2）产妇把身体微微往前倾斜，把乳汁滴入保护器奶嘴的头部，使婴儿可以吸到乳汁，婴儿一吸，保护器就会和乳房密合起来，这样就可以正常使用了。

（二）小乳头

哺乳技巧为：含乳晕与多吸吮。

与扁平乳头一样，小乳头也不容易被婴儿含住吸吮。对此，只要让婴儿连乳晕一起含住，还是可以吸得到乳汁的。而且只要持续哺喂母乳，乳头形状也会变得更加容易吸吮。同扁平乳头一样，小乳头也可以使用乳头保护器辅助哺乳。

特别提示

乳头保护器在乳汁不充足的情况下可能会无法使用，所以应等待乳房充分充满乳汁后再使用，且使用时应注意不可用手指挡住通气孔。

（三）巨大乳头

哺乳技巧为：多吸吮。

对于巨大乳头，婴儿刚开始吸奶时会感到困惑，不知道该如何吸吮。对此，产妇在喂奶前可用手指轻轻捻搓乳头，使之变得细长后再开始哺乳。经过一段磨合之后，婴儿就会慢慢习惯产妇的巨大乳头。

因此，即使产妇乳头比一般乳头大许多，只要产妇与婴儿一同努力，一样可以顺利地成功哺喂母乳。

（四）凹陷乳头

哺乳技巧为：及早护理。

这种类型的乳头要及早做好护理工作，以手指刺激乳头或使用乳头吸引器（见下图）等都可以使乳头凸出。虽然凹陷乳头在临床上属于有较多哺乳问题的乳头类型，但是只要正确地将乳头牵引出来，一样能轻松顺利地哺喂母乳。

下面介绍三种轻松牵引凹陷乳头方法。

（1）霍夫曼运动：凹陷乳头的产妇，在怀孕第6个月以后即可开始进行此乳房护理运动。方式很简单，只要将中指、食指轻压乳晕两侧，将乳头牵引出即可。

（2）乳头吸引器：用乳头吸引器，轻松一吸即可让乳头凸出，相当方便实用。

（3）冰敷：利用冰敷让乳头自然直挺出来，这是一种较为自然的身体反应。

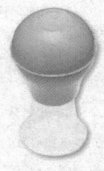

乳头吸引器

三、特殊乳房哺乳

（一）悬垂乳

整个乳房下垂，乳头却在上部。悬垂乳可造成输乳管弯曲，使部分乳汁积聚于乳房下方，既不利婴儿吸吮，也易淤积成块，时间稍长便可诱发乳腺炎。正确的哺乳方法是用手将乳房托起，使输乳管与乳头保持平行，这样有利于婴儿把乳房内乳汁吸空。

（二）平坦乳

乳房不够丰满凸出，婴儿吸吮困难，在平坦胸及身体消瘦女性中多见。平坦乳的产妇在哺乳前宜对乳房做热敷、按摩，并适当牵拉乳头，使其凸出。哺乳时应上身前倾，以便于婴儿吸吮。

四、夜间哺乳

几乎每个婴儿夜间都会醒来吃奶两三次，整晚睡觉的情况很少见。3周、6周、3个月和6个月左右的婴儿，由于正处于快速生长期，很容易出现整天都饿的情况，如果夜间不喂奶，婴儿就会因饥饿而哭闹。

（一）两种传统观念

1.不利产妇睡眠

夜间哺乳不仅不会影响产妇睡眠，而且恰恰相反，还可以提高产妇体内有镇静作用的荷尔蒙水平，且哺乳后产妇心情放松，更容易入睡。同时，除了满足婴儿需求外，乳汁中含有的天然的催眠成分，可以让婴儿睡得更加安稳。

2.不利产妇产后恢复

很多产妇担心夜间哺乳会身心疲惫，不利于产后恢复。研究表明，夜间哺乳能促使雌、孕激素的大量释放，促进子宫收缩、复原。

特别提示

　　如果产妇夜里间隔五六个小时不喂奶，乳腺因得不到刺激，会造成乳汁分泌量下降；乳房也会因涨奶而肿胀，到了次日早晨再喂时，婴儿因为含不住肿胀的乳头而减少了乳汁的摄入量。

（二）夜间喂奶注意事项

由于夜晚是睡觉时间，产妇在半梦半醒间给婴儿喂奶很容易发生意外，因此夜间喂奶有一些需要注意的事项，见下表。

夜间喂奶注意事项

序号	注意事项	原因/理由	正确方法
1	别让婴儿含着奶头睡觉	影响婴儿睡眠，不易养成良好的吃奶习惯，而且容易造成婴儿窒息。产妇容易出现乳头皲裂	哺乳结束后，可抱起婴儿在房间内走动，也可让婴儿听产妇心脏跳动，或者唱催眠曲让婴儿快速进入梦乡
2	母乳喂养应得当	哺乳期产妇普遍感到疲乏，夜间躺着给婴儿喂奶时很容易睡着，此时婴儿很容易因溢奶或鼻孔被乳房堵住而发生窒息	婴儿吃完奶后，产妇不要立即将婴儿放在床上，而应将其竖直抱起，让婴儿趴在肩头，轻拍其背部，以排出吞入的空气，防止婴儿仰睡时因溢奶而导致窒息
3	避免婴儿着凉	许多婴儿在夜间吃奶时容易感冒	（1）喂奶前，关上窗户，准备好一条较厚的毛毯，将婴儿裹好 （2）喂奶时，让婴儿四肢不要过度伸出 （3）喂奶后，不要过早将婴儿抱入被窝

序号	注意事项	原因/理由	正确方法
4	按需喂养	如果婴儿熟睡未醒，可以延长对其喂奶的时间间隔。婴儿每次醒来，应先判断是不是饿了，而不是马上对其喂奶	如果婴儿不饿，可以通过抱、拍、唱催眠曲，换尿布或做其他事情来分散婴儿注意力，也可通过让婴儿触摸产妇的乳房，获取一些安全感
5	慢慢调整夜间喂乳习惯	如果有吃夜奶的习惯，就很难改变。有些婴儿，10个月仍然要吃夜奶，这种习惯就更难改了，因此要在早期使婴儿逐渐适应夜间不吃奶，养成正常的生活习惯	（1）一般情况下，婴儿6个月后，尽可能让婴儿在每天早上6:00吃第一次奶，夜间10:00吃最后一次奶，并保证婴儿最后一次尽量吃饱 （2）如果母乳不够，可在最后一次喂乳时加一点牛奶

第四节 挤奶及母乳储存加热

一、需要挤奶情况

当产妇乳房出现以下情况时，可进行挤奶喂乳：

（1）当产妇乳房太胀影响婴儿含接时，可以先挤出一些奶，使乳晕变软，便于婴儿准确地含接到乳晕上。

（2）产妇乳头疼痛暂时不能哺乳时，要将乳汁挤出来，这样既可用挤出的奶喂养婴儿，缓解产妇乳头疼痛，还可避免因婴儿未吸吮而导致的乳汁分泌减少。

（3）刚出生不久的婴儿，吸吮力不是太强，对于乳头内陷的产妇，在婴儿尚未学会吸吮其乳头之前，要挤奶喂婴儿以保持乳汁分泌。

（4）刚出生的体重过轻的婴儿，或生病的婴儿，因吸吮力弱，应挤奶喂养。

（5）婴儿出生后头几天，食量比较小，吃不完奶水需要及时挤出，以便正常泌乳。

（6）产妇与婴儿暂时分开时，要挤奶喂养婴儿。

（7）产妇产假到期，需要回到单位上班时，要挤奶喂养婴儿。

二、手工挤奶法

手工挤奶的正确方法是由产妇自己做：找一个舒适位置坐下或站立，把盛奶容器放在靠近乳房的地方。虽然最初手工挤几下乳汁可能不下来，但多重复几次乳汁总会下来的。

（1）洗净双手，准备一个脸盆和一条干净的毛巾，盛放乳汁的容器可选大口径杯子、玻璃瓶或大口瓶。使用前先用洗涤剂和水将杯口洗净，然后倒入沸水，放置几分钟，这是因为开水能杀灭大多数的细菌。挤奶前，将水倒去。

（2）坐或站立均可，以自己感到舒适为准。

（3）采用按摩、甩动或抚摸的方式刺激乳房产生射乳反射。

（4）将容器靠近乳房，把拇指及食指放在距乳房根部2厘米处，二指相对，其他手指托住乳房。

（5）用拇指及食指向胸壁方向轻轻下压。注意，不可压得太深，否则将引起乳导管阻塞。

（6）压力应作用在拇指及食指间乳晕下方的乳房组织上，就是说必须压在乳晕下方的乳窦上。处在哺乳期的乳房，有时可以用手摸到乳窦，其手感如豆荚或花生。产妇摸到乳窦后，就能准确挤压。

（7）一压一放反复交替进行，正确的挤压方法不会引起疼痛。第一次挤压或许没有奶滴出，但压过几次后，一定会有乳汁滴出。并且，如果射乳反射活跃，还会有乳汁流出。

（8）依次在不同方向按照同样方法压乳晕，使乳房内每一个乳窦的乳汁都被挤出。需要注意的是，压乳晕的手指不应有滑动或摩擦式运动。

（9）不要挤压、拉扯、滑动乳头，因为单单压、挤乳头不会出奶，同样道理，婴儿如果只吸吮乳头也不会有乳汁流出。

（10）一侧乳房每次至少挤压3～5分钟，若乳汁少了，就可先换另一侧乳房，如此反复数次。为避免疲劳，双手可交替使用。

特别提示

　　婴儿出生后的前几天产妇乳汁不太多，挤奶间隔时间可适当长一些。每次挤奶时间以20分钟为宜，双侧乳房轮流进行。

三、吸奶器挤奶法

（一）手动吸奶器

　　使用手动吸奶器（见右图）时，首先可以通过挤压吸奶器后半部的橡皮球，使吸奶器呈负压。接着，将吸奶器的广口端罩在乳头周围的皮肤上，不让其漏气。然后，放松橡皮球，乳汁就会慢慢地流入吸奶器的容器内。待没有压力后，可再重复挤压橡皮球。当吸奶器中的乳汁较多时，应将乳汁转移到准备好的容器内。用吸奶器挤奶，每次使用前都要先将吸奶器消毒。

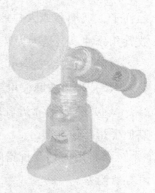

手动吸奶器

（二）电动吸奶器

　　电动吸奶器（见下图）的操作比较简单，只要严格按照说明书上的步骤操作就行。

　　不论使用手动吸奶器还是电动吸奶器，每天都要清洗与杀菌。购买前最好先请教有使用经验的产妇。使用挤奶器挤奶前的乳房按摩有助于挤奶。

四、热瓶挤奶法

　　对于一些乳房肿胀而疼痛严重的产妇，由于乳头紧绷，用手挤奶很困难，可改用热瓶挤奶法。提前准备一个容量为1升的大口瓶，装满开水，数分钟后倒掉。

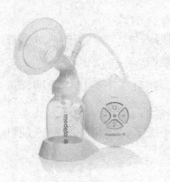

电动吸奶器

（1）用毛巾包住瓶子，将瓶口在冷水中冷却一下。

（2）将瓶口套在乳头上，不要漏气。

（3）瓶内逐渐形成负压，乳头被吸进瓶内，乳汁就慢慢地流进瓶中。待乳汁停止流出，轻轻压迫瓶口周围的皮肤，瓶子就可取下。

热瓶挤奶法一般很少使用，常用的是手工挤奶法和吸奶器挤奶法。

 特别提示

最好的挤奶方法是手工挤奶，因为使用挤奶器不但有可能会损伤乳腺、乳头，也会让产妇感觉很累，所以不推荐使用。

五、母乳储存加热

产妇挤出来的奶应该如何保存呢？作为催乳师，在与产妇交流中，一定要告知正确的母乳储存及加热方法。

（一）母乳储存

挤压出来的乳汁在室温下可放置6～10个小时，在冰箱里可保存24个小时，在冷藏库可保存一个月。冷藏之前应先消毒挤压乳房的用具和奶瓶。母乳储存时间，见下表。

母乳储存时间

储存温度 \ 乳汁类别	刚挤出的乳汁	冷藏室内解冻的乳汁	在冰箱外，以温水解冻的乳汁
室温25℃	6～8小时	2～4小时	当餐使用
冷藏室0～4℃	5～8天	24小时	4小时
独立冷冻室	3个月	不可再冷冻	不可再冷冻
-20℃以下冷冻室	6～12个月	不可再冷冻	不可再冷冻

每一袋（瓶）母乳都要标上吸出时间，至少精确到"上午"或"下午"，以便重新加热给婴儿吃的时候可以做到"先吸出来的，先吃掉"。

（二）母乳加热

母乳加热要重视，如果方法不对就会破坏营养成分。母乳最好不要使用微波炉加热，其原因：一是受热不均匀，婴儿容易吃到"阴阳奶"；二是目前专家对微波是否会破坏维生素尚无定论。炉火也不适合用于加热母乳，因为温度太高，会破坏营养。比较好的加热冷藏（冻）母乳的方法有以下三种：

（1）隔水烫热法。如果是冷藏母乳，可以像冬天烫黄酒那样，把盛母乳的容器放进热水里浸泡，使奶吸收水里的热量而变得温热。浸泡时，要不时地晃动盛母乳的容器使母乳受热均匀。如果是冷冻母乳，则要先泡在冷水里解冻，然后再像冷藏母乳一样烫热。

（2）温奶器加热。把温奶器温度设定在40℃，隔水加热母乳，此种方式更有利于温度的控制。

（3）恒温调奶器。使用恒温调奶器，温度设定在40℃，加热母乳。

冷冻的母乳，出现分层是正常的现象。只要在喂食前轻轻摇晃将其混匀即可。

 特别提示

母乳挤出后，可以放在隔热容器内运送，如果遇到炎热天气，应该加入冰块或冰粒保存运送。

六、挤奶用具清洁消毒

（一）清洁

（1）吸奶器和奶瓶每次用完后都要清洗，首先将吸奶器和奶瓶配件分开，分别先用温和的清洁剂清洁，然后再用清水洗干净。

（2）使用前将吸奶器和奶瓶各部分放在沸水中浸泡数分钟。

（二）消毒

1.煮沸法

（1）将吸奶器和奶瓶可拆除的配件放入一锅清水中加热，水沸后继续煮10～15分钟。

（2）用已消毒的奶钳将所有配件从沸水中取出。

（3）如果吸奶器和奶瓶不是立刻使用，应将所有配件装好后放入一个清洁、有盖的容器内，并存放在阴凉处。

（4）每次使用后或存放超过24小时，要将用具重新消毒。

2.消毒剂法

按指示将消毒剂放入一个清洁、非金属的容器内，将所有用具浸泡于药水中，浸泡时间具体参考使用说明。

第五节　母乳喂养导致的产妇问题处理

一、母乳不足和再泌乳问题

（一）母乳不足原因

母乳不足的原因有以下几种：

（1）婴儿出生后最初几天，产妇乳头问题，奶瓶、配方奶干扰。

（2）没有实施按需哺乳，影响了乳汁的分泌。

（3）婴儿生长发育需求增加而导致的暂时性母乳分泌不足。产后第二、第四、第六周，3～4月，是婴儿快速增长期，对母乳需求量增加。

（二）需要再泌乳原因

（1）婴儿患病，有一段时期未吸吮。

（2）婴儿已用人工喂养，但产妇希望再试行母乳喂养。

（3）人工喂养的婴儿反复患病或不能健康发育。

（4）产妇因患病，已停止了母乳喂养。

（三）增加奶量和再泌乳方法

增加奶量和再泌乳最重要的方法是婴儿频繁、有效地吸吮乳房。产妇得到鼓励和支持，婴儿愿意经常吸吮产妇的乳房，都有助于泌乳量的增加。

1.具体方法

（1）只要婴儿有兴趣就让他吸吮，最好一天多于10次。

（2）保证产妇有足够的饮食摄入量。

（3）推荐有效的"催奶方"。

（4）让婴儿与产妇在一起，使母婴尽可能多地单独接触，特别是要有充分的皮肤接触。

（5）让产妇与婴儿同步休息，给产妇正确哺乳姿势和含接方法的指导，使产妇能够在放松的状态下哺乳。

（6）鼓励夜间婴儿与产妇在一起频繁按需喂奶。

（7）奶量增加时，逐渐减少人工喂奶量，每天为30~60毫升。

（8）教产妇使用杯子而非奶瓶喂养婴儿。

（9）婴儿拒绝吸"空"乳房时，可用滴管或母乳喂养辅助器给婴儿加奶。

（10）对婴儿通过观察尿量，监测体重增长，来确定其所需奶量。

2.无效方法

产妇多吃、多喝、多休息，会导致体重激增，吃更多的东西不会增加产妇的奶量，喝比所需要量多的水也不会增加奶量，而且饮水过多有时会导致奶量减少。

二、特殊情况产妇

（一）产后出血

生命体征平稳的产妇，若能够并愿意接受婴儿的喂养，可以进行母乳喂养。

（二）重度子痫前期（子痫）

产后可以进行母乳喂养，在监测产妇血压的同时，鼓励其与婴儿同步休息，并可安排助手协助照顾婴儿，产妇不宜过度疲劳。

（三）剖宫产

返回病房后，鼓励婴儿尽早吸吮母乳。第一天，产妇仰卧位，婴儿在母体一侧俯式吸吮；产妇可在床上活动后，侧卧位哺喂婴儿。24小时后，产妇可以离床活动时，可用抱球式哺喂婴儿。

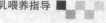

三、患病产妇喂养

（1）催乳师向产妇解释患病期间继续母乳喂养的好处。

（2）减少分离，保证母婴共处。产妇入院，有条件的可将婴儿也收入院，继续母乳喂养。如果产妇不能照顾婴儿，可请家人陪同并帮助产妇照顾。

（3）如果产妇发热，鼓励其多喝水，保证摄入充足的液体，以防因发热消耗水分而导致乳汁分泌量的减少。

（4）帮助产妇选择合适的抱婴儿姿势或者向其他护理人员示范如何帮助产妇舒适地抱起婴儿。

（5）如果产妇病很重，完全不能照顾自己的婴儿或极度不适，母乳喂养存在困难或产妇不愿继续喂奶。

（6）产妇患成瘾性疾病，如抽烟、饮酒或使用药物时，母乳仍是多数婴儿的食物选择。但静脉注射毒品的产妇，不建议母乳喂养。

（7）乳腺炎。常规喂养或挤出乳汁，以免病情加重。

（8）单侧乳房脓肿，继续用健康的乳房喂哺婴儿。待脓肿引流后，产妇应用抗生素疗法治疗时，可以在患侧哺乳。

四、产妇患传染病

（一）甲肝

甲肝通过消化道传播。急性期隔离时，应暂停母乳喂养，但要挤奶保持泌乳。婴儿接种免疫球蛋白或隔离期过后可以继续母乳喂养。

（二）乙肝

其实，乳汁中病毒的含量远没有血液中的多，而且乙肝病毒的传染途径主要是通过血液、体液传播，在乙肝免疫球蛋白和乙肝疫苗联合疫苗的协助下，母乳喂养不会增加婴儿感染的机会。新生儿出生后尽早接种疫苗，就可以采用母乳喂养了。乙肝产妇进行母乳喂养时，应注意：

（1）喂奶前洗手，擦拭乳头。

（2）乳头皲裂或婴儿口腔溃疡时，暂停母乳喂养。

（3）婴儿和产妇用品隔离。擦洗用的毛巾、脸盆，喝水用的杯子要独立使用。

（4）婴儿定期检测乙肝抗原抗体。

（三）丙肝

母乳喂养与非母乳喂养垂直传播率无差异，因此可以让产妇进行母乳喂养。母乳喂养不是婴儿感染丙肝病毒的危险因素，不会增加新生儿丙肝病毒感染的概率，与婴儿丙肝病毒感染无关。

五、艾滋病感染产妇

（一）HIV母婴传播的危险与时间（缺乏干预措施情况）

HIV母婴传播的危险与时间（缺乏干预措施情况），见下表。

HIV母婴传播的危险与时间（缺乏干预措施情况）

HIV-MTCT的时间	传播率
孕期	5%～10%
分娩与生产	10%～15%
母乳喂养	5%～20%
全过程，但是没有母乳喂养	15%～25%
全过程，但是母乳喂养至6个月	20%～35%
全过程，但是母乳喂养18～24个月	30%～45%

（二）HIV感染状态不详的产妇婴儿喂养

出生后6个月内纯母乳喂养。只用母乳喂养婴儿，除维生素、微量元素制剂或药物外，不给婴儿其他任何液体或固体状食物（包括水）。婴儿满6个月后，开始添加安全的辅食，以提供丰富均衡的营养。持续母乳喂养到2岁或更长时间。

（三）HIV感染的产妇婴儿喂养

艾滋病感染的产妇所生婴儿提倡人工喂养，应避免母乳喂养，坚决杜绝混合喂养。

当人工喂养是可接受的、可行的、支付得起、可持续并安全的情况下，应避免所有形式的母乳喂养，完全进行人工喂养。无法满足上述条件时，新生儿期间建议纯母乳喂养，但要尽可能早地停止母乳喂养。

六、妊娠合并症

（一）妊娠糖尿病

母乳喂养对糖尿病产妇有以下好处：

（1）缓解产妇精神上压力。哺乳时分泌泌乳素可以让产妇更放松并有嗜睡感。

（2）减少婴儿成年后患糖尿病的风险。

（3）减少产妇治疗所需胰岛素量。

（4）能有效缓解糖尿病各种症状。许多产妇在哺乳期间病情部分或全部好转。

（5）胰岛素分子太大，无法渗透到母乳中；口服降糖药，在消化道可被破坏，不能进入母乳。

（6）糖尿病患者容易感染各种病菌，母乳喂养期间要注意血糖水平、注重个人卫生、保护乳头不受感染。

（二）甲状腺疾病

1.甲状腺功能亢进

哺乳产妇每日服10～33毫克他巴唑的情况下，哺乳是安全的。每2～4周监测一次新生儿甲状腺功能。关注新生儿有无特异性反应，如发热、皮疹、白细胞减少等。有些产妇暂时断奶4个月以后还可再泌乳。

2.甲状腺功能低下

（1）即便在乳汁中可测出甲状腺素的情况下，母乳喂养也不是禁忌的，因为甲状腺功能低下存在遗传倾向。

（2）新生儿出生后可测定血清T4、TSH等，若发现婴儿甲状腺水平降低，可给婴儿服用甲状腺增强药物。服用甲状腺素替代治疗的产妇，仍然可以母乳喂养，只是需要定期检测婴儿甲状腺功能。

（三）精神病

可以试着让母婴在一起，给予共同照顾但应有其他人一直与母婴共处。帮助产妇喂哺婴儿，确保产妇不致忽视或伤害婴儿。如果精神病产妇有伤害婴儿意向或行动，则不建议实施母乳喂养。

（四）产后抑郁症

分析抑郁症原因，有针对性地解除产妇顾虑。若为担心自己乳汁分泌不足，则可通过观察婴儿吸吮和吞咽动作，给产妇信心。

如果病情严重，需用药物进行治疗时，则应考虑药物对婴儿的影响，必要时服药期间，暂时停止母乳喂养，但要定时挤出乳汁，以保持泌乳；停用抑郁症药物时，再恢复母乳喂养。

（五）癫痫

哺乳初期，最好不用毒副作用较强的抗癫痫药。若病情不稳定，担心发作严重，需要坚持服药时，应停止母乳喂养，并将产妇和婴儿隔开。

第六节　产妇心理护理

产后抑郁是指从开始分娩到产后一周至数周内产妇出现的哭泣或抑郁状态。产后抑郁是生理、心理和环境等多方面因素综合作用的结果，并不是产妇事多、娇气等。

一、产后抑郁症的发生原因

产后抑郁症发生的原因有以下几种：

（1）内分泌因素。分娩前后体内各激素之间比例的改变，内分泌功能的不平衡，可能是最重要的促发因素。

（2）婚姻关系。如厌恶妊娠、对分娩的紧张恐惧、担心婴儿抚养等问题，也可能为诱发因素。

（3）产妇性格。如好胜、责任感强及神经质性格的产妇易发。

（4）压力。对于新妈妈来说，孩子固然带来了巨大的快乐和兴奋。但是没有哪个新妈妈能完全兼顾繁重的工作和照顾婴儿。孩子出生后的一段时间，心中或许常充满兴奋，但接下来可能是失望，然后便感觉到无法胜任作为母亲必须面对的挑战。

二、产后抑郁症的主要表现

产后抑郁症一般在产后6周内发病。症状轻微的表现为产后3～5天情绪不稳定，其发病率高达50%，一般持续2天，不需要特殊治疗便会自愈。但有些严重的不能自行恢复，如不治疗，症状可持续数周，甚至会很快发展为产后精神病。其症状主要表现为：

（1）莫名其妙地掉眼泪。

（2）失眠。

（3）压抑。

（4）特别担心孩子，心烦，爱烦交织。

（5）幻觉（包括伤到孩子的想象）。

（6）心绞痛或者心跳过速。

（7）交替发热或者打冷战。

（8）发抖、头晕或者气短。

（9）严重者甚至会有自杀的念头。

三、产后抑郁症的不良影响

患产后抑郁症的产妇不仅因情绪难以控制，而会给自身造成痛苦，在母婴相处方面也会构成很大障碍，主要表现为：

（1）不愿抱婴儿，不能给婴儿有效的喂食，不能观察婴儿冷暖与否。

（2）不能注意婴儿的反应，如婴儿啼哭等不能唤起母亲注意。

（3）由于母亲的不正常抚摸，婴儿有时会变得难以管理。

（4）母亲与婴儿相处不融洽，母亲往往手臂伸直抱婴儿，且不注视婴儿。

（5）厌恶婴儿或害怕接触婴儿，甚至出现一些妄想，如婴儿生病或死亡（疾病妄想），婴儿的形状、大小改变或婴儿变为野兽等。

特别提示

产后抑郁症对母婴都会造成极大的不良影响。为防止产后抑郁症的发生、减轻产后抑郁症状，产妇及其家人都应积极配合进行心理护理。

四、产妇心理护理措施

心理护理措施，见下表。

心理护理措施

序号	类别	护理措施
1	充实安排产妇日常生活	（1）为产妇设计一张日常生活计划表，充实安排产妇每天的时间，使其生活不单调，同时也减少产妇胡思乱想的机会 （2）产妇日常生活安排方面，首先要安排好产妇与婴儿接触的时间，然后再安排其他活动，如散步、看电视、看书、游泳和做操等 （3）产妇可通过与老朋友聊天等使自己的生活充实起来。注意，活动安排应有张有弛，产妇在产褥期应以休养为主
2	合理调配产妇饮食	按照月子食谱，科学搭配产妇饮食，均衡营养。产妇应少食多餐，以便保障血糖含量的稳定，因为血糖含量不稳定可以导致情绪化。建议产妇多吃香蕉、西红柿和橙子等含钾丰富的食物
3	引导产妇与家庭成员的和谐相处	一方面要引导产妇多理解家庭其他成员，寻找一些新的方式与老公、婆婆等沟通，另一方面产妇要勇于寻求和接受帮助，告诉家人自己的困惑和烦恼，让他们了解自己需要什么，而不要把事情都隐藏在心里，让别人猜自己的心思
4	要求产妇尽量回避家务事	产妇月子期间，身心都很脆弱，特别需要休息，所以不要加太多的负荷。建议产妇少管或不管家庭中琐事，专心休养
5	建议产妇调整自己的生活	产妇对婴儿的疼爱是伟大母性的自然流露。但产妇也要学会在婴儿睡觉的时候让自己放松——读书、洗澡、看影碟，或找点其他感兴趣的事做，以此调整和丰富自己的生活

序号	类别	护理措施
6	帮助产妇锻炼提高记忆力	帮助抑郁症产妇提高记忆力的一个好办法就是把一天要做的事记下来，然后做完一件，画掉一件；另外，深呼吸，也是锻炼提高记忆力的一个妙法
7	创造安静、舒适的环境	过度的困乏会使产妇精神状态不稳定，各种精神刺激都会使产妇产生烦恼、急躁或愤怒的情绪。对婴儿的性别、产后体形的恢复、婴儿将加重经济负担等敏感问题，都应尽可能避免在产妇面前提起
8	做好母乳喂养的引导	积极主动与产妇交流，教会她护理婴儿的一般知识和技能，消除产妇自认为无能的心态；教导其运用母亲角色，关心、爱护、触摸婴儿，进行情感交流；及时进行母乳喂养的指导，讲述母乳喂养的优点，推动母乳喂养的进行
9	保证良好的家庭氛围	（1）告诉其丈夫应主动协调好夫妻关系、婆媳关系，并尽可能多陪伴在产妇身边 （2）指导产妇调整心态，加强产后的生活护理，正确对待和处理工作生活的各种变化，尽早融入社会生活
10	告知产后身心恢复平静的方法	在产后使用放松技巧和产后恢复训练不但是消除肌肉、精神紧张，缓解疲劳，使身心恢复平静的一种方法，而且还有利于应对生活中的压力，增强自信心，消除产妇的焦虑与烦躁

五、需要治疗的情形

如果产妇有以下情形，应建议其找专业机构进行治疗：

（1）抑郁症状明显，严重干扰日常生活或无法照看婴儿。

（2）感觉极度疲倦和严重失眠。

（3）感到绝望和无助。

（4）感到失落，没有动力，对自己和家庭失去兴趣。

（5）有伤害婴儿的冲动或不想照看婴儿。

（6）自杀倾向。

本章习题：

1. 母乳喂养有哪些好处？

2. 优质母乳有哪几种颜色？

3. 促进母乳喂养成功的措施有哪些？

4. 常见母乳喂养的姿势有哪几种？

5. 哺乳时应注意哪些事项？

6. 如何应对婴儿的乳头错觉？

7. 夜间喂奶应注意哪些事项？

8. 什么情况下可进行挤奶喂乳？

9. 如何处理母乳不足和再泌乳问题？

10. 乙肝产妇进行母乳喂养时，应注意哪些事项？

11. 母乳喂养对糖尿病产妇有哪些好处？

12. 产后抑郁症发生的原因有哪几种？

第六章

产后回乳指导

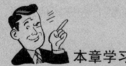
本章学习目标:

1. 了解需要回乳情况。
2. 掌握药物回乳方法。
3. 了解常见的中医回乳验方。
4. 掌握常见食物回乳法。

第一节　需要回乳情况

一、产妇方面

（一）身体自身原因

一般来说，产妇出现以下情况需要回乳：

（1）如果产妇患有肝病大三阳，一般不建议哺乳。如果检验得出大三阳产妇的乳汁中肝病病毒DNA含量在正常范围，可以选择哺乳。如果产妇是肝病小三阳，可以哺乳，因为不但不会致病而且还有利于刺激婴儿产生病毒抗体，获得免疫力。

（2）产妇患有妊娠期高血压，产后病情严重，分娩时或产后发生出血休克等重症状态。

（3）产妇正在使用可能对婴儿有害的药物，如患有肿瘤正在进行化疗等情况。

（二）其他原因

随着婴儿慢慢长大，对于各种营养要求越来越多。而产妇由于身体恢复，分泌出的乳汁无法完全满足婴儿的需求。同时，由于需要上班等其他原因，需要给婴儿断奶。

二、婴儿方面

（一）婴儿患有疾病

（1）婴儿遗传了苯丙酮尿症（PKU）。婴儿肝脏中苯丙氨酸羟化酶发生缺陷，无法把母乳等食品中的苯丙氨酸转变成为酪氨酸，会导致苯丙氨酸及其代谢产物的升高而造成智力发育迟缓、小脑畸形等严重后果。这类婴儿需要吃苯丙氨酸含量很低的特制配方奶。

（2）婴儿遗传了半乳糖血症，不能将母乳中的乳糖分解成半乳糖，导致半乳糖及其氧化还原产物在体内积累，造成肝肿大、白内障、智力发育不良等严重后果。这类婴儿要改喂豆浆、米糊等食物，并且添加各种维生素。

（3）婴儿对乳糖不耐受，肠道内先天性缺乏乳糖酶，分解不了母乳中的乳糖，而产生腹痛、腹泻、腹胀症状。

（二）已到断奶期

如果婴儿已满一岁，可以选择让其断奶，改食其他乳制品或辅食。

第二节　回乳方法

世界卫生组织建议：婴儿出生后4个月内，应该只吃母乳而不需要添加包括水在内的任何辅食。4个月以后，当纯母乳喂养渐渐地不能满足婴儿生长需要时，应该开始逐步添加各种辅食，但是喂母乳以超过10个月为最好，之后就可以考虑回乳。

一、自然回乳

（一）适应情形

一般因哺乳时间已达10个月至1年而正常断奶者，可使用自然回乳方法。

（二）回乳方法

逐渐减少喂奶次数，缩短喂奶时间，注意少进汤汁及下奶食物，使乳汁分泌逐渐减少，直至全无。

二、药物回乳

（一）适应情形

（1）因各种疾病或特殊原因在哺乳时间尚不足10个月时断奶，多采用药物回乳。

（2）正常断奶时，如果奶水过多，自然回乳效果不好，也可使用药物回乳。

（二）回乳方法

利用药物回乳方法，见下表。

药物回乳方法

序号	药物类别	具体操作
1	维生素B$_6$	产妇口服维生素B$_6$，每日600毫克，有93%在1周内获得回乳成功
2	芒硝	（1）芒硝250克，加入适量开水将其溶化，用纱布或干净毛巾蘸净药液，热敷于双乳，再用胸罩束紧，早晚各1次。对于泌乳功能建立已超过10日或2周以上者，可以用芒硝回乳 （2）停药4～5天后，还有泌乳现象，但不会分泌很多，可以再用雌激素治疗，就有很好的回乳效果
3	乙烯雌酚	（1）回乳采用剂量是5毫克，每日3次，共服3～5日 （2）若剂量不够则不能达到回乳的效果 （3）若服用剂量过大，则容易发生恶心、呕吐、厌食等症状 （4）乙烯雌酚回乳功效显著而又确切，并可根据乳胀程度停用或递减，不需要其他辅助治疗
4	苯甲酸雌二醇	苯甲酸雌二醇2毫克，肌注。每日1次，直到泌乳停止

 特别提示

应尽量避免使用激素类药品或回乳针，因为很容易引起乳房萎缩或乳腺分泌问题。

三、胀回法

任乳房胀满，忍受疼痛，经一周左右，便可胀回。在此期间，可用温热毛巾外敷，并从乳房根部到乳头进行推揉。

四、食物回乳法

常见的食物回乳法，见下表。

食物回乳方法

序号	食物名称	具体操作方法
1	淡豆豉	淡豆豉30克，煎服，每日1剂，连用3天
2	生麦芽	生麦芽60克，加冷水浸泡30分钟，置锅中武火煮沸后，再用文火煮20分钟，滤去药渣，浓缩成2杯，分2次服，连服3～5日。炒麦芽60克，水煎分次服用，每日1剂
3	花椒	取花椒6克，加水400毫升，浸泡后煎水浓缩为200毫升，加红糖30～60克，于断乳当天趁热一次饮下，每日1次，1～3日可回乳
4	面引子	面引子即生大饼100克，对分，贴在乳房上面而露出乳头，2日左右乳胀即消退
5	八角茴香	八角茴香10克，煮汁服，每日2次，连服3日
6	麦麸	小麦麸10克，红糖50克，将麦麸放进锅内炒黄后，加糖再炒，趁热吃，要常吃
7	枇杷叶	枇杷叶10克，去毛后用水煎服
8	豆浆	豆浆、砂糖各适量，砂糖入豆浆内，混合服之。用该法一次见效。若误服而致缺乳者，则催乳甚难
9	番泻叶	番泻叶4克，加开水200～300毫升，浸泡10分钟为1日量，分2～3次口服
10	胆南星	胆南星10克，研成细粉，用醋调成糊状，敷于乳房，每日换药1次

五、中医回乳验方

常见的中医回乳验方，见下表。

中医回乳验房

序号	配方	用法
1	炒麦芽60克，茶叶5克	同煎一小碗，随时饮用，每日1剂
2	焦麦芽30克，桃仁、泽兰、红花、当归各6克，赤芍、怀牛膝各9克，川芎3克	水煎分2次服，每日1剂。一般一次可回乳
3	神曲、蒲公英各60克	水煎分2次服，每日1剂。并趁热将药渣用纱布包好，放在乳房上热敷15～30分钟
4	粳米100克，炒麦芽30克，枳壳6克，红糖适量	锅置火上，放适量清水，加入炒麦芽、枳壳煎煮后去渣，放入粳米煮粥，等粥熟时，加入红糖搅拌溶化后分2次服
5	蒲公英、炒麦芽各60克，神曲30克，花椒15克	水煎2遍取药液混匀，每日1剂，早晚分服

六、外敷回乳法

芒硝200克，纱布包裹，分放于两侧乳房上，用布条或胸罩固定，24小时（夏季12小时）后取下。若一次未见效，可继续敷一两次。

七、按摩回乳

以前大家都认为断奶时不要给婴儿吸，也不要用手去挤奶或用吸奶器吸奶，其实奶汁分泌以后留在乳腺里并不是什么好事，应该在口服中药的情况下，通过按摩手法排出已经分泌的乳汁。

（1）催乳师双手抹上介质，搓热，均匀地涂抹在乳房上，左右手交替画圆（注意整个手掌都要贴在乳房上）。

（2）双手从乳房的根部向乳头方向按摩，见下图。

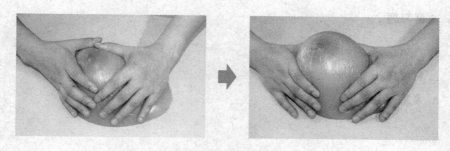

从根部向乳头方向按摩

（3）揉乳腺管，仔细地把乳腺管内的乳汁全部排出来，见下图。

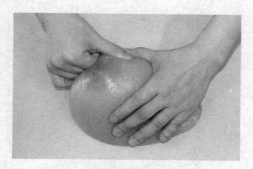

揉乳腺管

（4）单手由乳根部向上推，两侧交替进行，见下图。

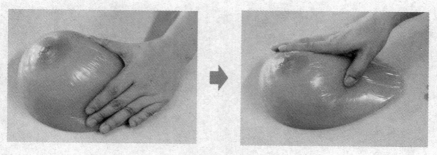

单手向上推

本章习题：

1. 产妇在哪些情况下需要回乳？

2. 利用药物回乳的方法有哪几种？

3. 常见的食物回乳法有哪些？

第七章

乳房保健指导

本章学习目标：

1. 了解女性不同时期乳房保健方法。
2. 掌握产后乳房保健方法。
3. 熟记乳房保健中医食疗口诀。
4. 熟记保健家常食疗口诀。

第一节　女性不同时期乳房保健

一、婴幼儿期乳房保健

整个婴幼儿期乳房都处于静止状态。不过出生婴儿因受母亲体内雌激素影响，可能在出生后短期内有乳房肿大或乳头溢液等情况。

此时注意别挤、别揉，顺其自然，以免造成感染，可以局部热敷以促进吸收。随着婴儿体内女性激素水平的下降，大约3周以后，乳房自然恢复正常并进入静止期。

二、青春期乳房保健

女性在9~12岁时，乳房开始发育，乳房先有一个乳核，并慢慢发育增大，乳头凸出，同时月经来潮。

（1）正确认识乳房发育是每位女性必经之路，是正常生理现象。不可自卑、害羞，更不能因为害羞而过紧地束胸。

（2）平时要挺胸、收腹、紧臀，不要含胸驼背。睡时宜取仰卧或侧卧位，不宜俯卧。

（3）不可因追求苗条而过分节食或偏食。适量地摄入脂肪，有利于增加乳房脂肪量，保持乳房丰满浑圆。

（4）可适当多做些如扩胸运动、俯卧撑及胸部健美操等加强胸部肌肉的锻炼。早晚适当地按摩乳房，通过神经反射改善脑垂体的分泌，促进乳房发育。

（5）在乳房发育过程中，有时会出现轻微的胀痛或瘙痒，不可用手挤捏或抓搔。在劳动或运动过程中要保护好乳房，避免因撞击或挤压受伤。

 特别提示

不可过早地戴胸罩，以免影响乳房的正常发育。应在乳房充分发育后才开始戴，且胸罩的大小、松紧要合适。

三、月经期乳房保健

月经周期，由于受到卵巢所分泌的女性激素的刺激，乳房也会有周期性反应，多数女性在月经前期乳房因充血水肿出现胀痛感，经后即自行消失，这种疼痛一般不需要治疗。

由于乳房胀大及疼痛，应换戴一个比平时尺寸稍大一点的胸罩，以免乳房受挤压加重疼痛。月经期乳房比较敏感，应避免不必要的外伤和挤压；保持精神愉快，不要过于紧张。热敷可促进血液循环及淋巴回流，缓解局部组织的紧张度，有利于炎症消失。

相关知识：

乳房保健常见误区

1.乳房不肿不痛就没事

乳房病变常伴随疼痛，如周期性或者无规律的胀痛、跳痛、刺痛、放射性及牵拉性的疼痛等。有些人将是否感到疼痛当成乳房疾病恶性还是良性指标，认为"如果不疼就不是恶性肿瘤"。

有疼痛肿块多是炎症性的、良性增生性的，如急性乳腺炎、乳腺增生病等。无疼痛的肿块多见于良性肿瘤和恶性肿瘤，如乳腺纤维腺瘤、乳腺癌等。

2.乳晕长"粉刺"用磨砂膏去除

有年轻女孩发现乳晕长了"粉刺"状微小疙瘩，便用手去挤，一挤还有白色牙膏状物质出来，但没过几天这些"粉刺"又长出来，反复挤小疙瘩还有长大趋势。

乳晕长"粉刺"女孩，不要戴有厚海绵垫的胸罩，尤其在炎热夏天，既不透气，又有一些看不到纤维堵塞腺体的开口。如果反复出现"粉刺"，或者疙瘩变大，最好到医院检查。千万不能乱用面部去角质磨砂膏去除乳晕"角栓"，以免引起感染。

3."赘肉"塞胸罩可提升胸部

乳腺病专家说，95%的副乳腺发生于胸部，多见于腋窝前线。有腺体组织的副乳，可出现随月经周期胀痛，也可出现副乳腺的良、恶性肿瘤。

不要随便挤压副乳，平时尽量不要去揪副乳，尤其是在戴胸罩时，应佩戴大小、松紧合适的胸罩，选择无袖上衣时胸部尺寸也不要太窄。长时间挤压副乳，引发局部血运不畅，可发生增生性疾病及增加癌变机会。

4.自检乳房要对镜站立

用手抓乳房这种手法是不妥的，正确做法不是抓，而是要摸，力度要适中，从不同方向向乳头按压。

看乳房外观要对着镜子站立，但自我触诊时应该躺下。对于松弛乳房，触诊时手臂应抬高，向外向上伸展。但在触摸腋窝淋巴结时，手臂应放下，双肩平放，不要耸肩。

四、妊娠期乳房保健

要常用清洁柔软棉织物轻轻按摩乳头及乳晕区皮肤，或用75%酒精揩擦乳头，促进其皮肤变厚，防止皲裂，增加其抗机械刺激耐力。对乳头扁平或内陷孕妇，应经常用手指轻拉乳头使乳头凸起。

五、哺乳期乳房保健

保护乳腺组织的正常和泌乳功能。哺乳前用温开水洗净乳头、乳晕，保持干净、干燥，要避免异物从乳管开口处侵入。

哺乳时间及次数安排要有规律，做到双侧乳房轮流哺乳，每次哺乳要让婴儿吸空乳汁，防止局部乳汁淤积而诱发乳腺炎。

乳头皮肤皲裂应及时医治，断奶后要坚持体育锻炼，使支持乳房的胸部肌肉发达，防止乳房下垂。经常按摩乳房，促进血液循环，在断乳后可以继续保持乳房丰满。

哺乳期乳房保健的更详细情况见本章下节内容。

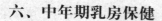

六、中年期乳房保健

这一时期，部分妇女脂肪组织堆积在乳房，乳房不仅较大而且大多下垂，必须用胸罩及肩带端托乳房，同时坚持锻炼，增强胸肌及韧带的拉力，防止乳房下垂。

七、老年期乳房保健

女性从55岁开始进入老年期，此时乳房外形变得干瘪、松软和下垂。乳房内部结构特点主要为乳腺腺泡萎缩、结缔组织增生，乳管周围的纤维组织越来越多，小乳管及血管逐渐硬化和闭塞，有时可呈钙化现象。

由于老年期乳房腺体萎缩、纤维结缔组织增生，生理功能也随之消失，乳房似乎又到了静止状态。然而，乳腺癌则好发于脂肪或纤维组织已显著增加、乳腺组织明显退化和萎缩的乳腺组织中，尤其是末端乳管或腺泡中的上皮细胞会发生癌变，而形成乳腺癌。所以，老年期不应忽视对乳房自诊自查。如发现乳房有异常情况时，应及时去医院检查。

第二节　哺乳期乳房保健

一、产后乳房保健方法

产后胸部保健可以帮助产妇恢复到之前的样子，有时候还可以比原来的更好。为什么要保健呢？因为产后胸部会下垂，而且还很松弛。

（一）坚持戴胸罩

从哺乳期开始，就要坚持戴胸罩。如果不戴胸罩，重量增加后的乳房会明显下垂。尤其是在工作、走路等乳房震荡厉害的情况下，下垂就越明显。戴上胸罩，乳房有了支撑和扶托，乳房血液循环通畅，对促进乳汁的分泌和提高乳房的抗病能力都有好处，也能保护乳头不受擦伤和碰疼。

特别提示

　　穿胸罩时，要选择大小合适、有钢托的款式，穿后整理一下，用双手将乳房周围的赘肉拢到胸罩内，使乳房看上去丰满、挺拔。

（二）哺乳期正确喂奶

　　在哺乳期内，产妇要采取正确的喂奶方法，两个乳房要交替喂奶。当婴儿只吃空一只乳房时，产妇要将另外一侧的乳房用吸奶器吸空，保持两侧乳房大小对称。同时，在喂奶时不要让婴儿牵拉乳头。

（三）经常按摩乳房

　　在每晚临睡前或起床前，产妇可以躺在床上自行按摩。将一只手的食指、中指、无名指并拢，放在对侧乳房上，以乳头为中心，顺时针由乳房外缘向内侧画圈，两侧乳房各做10次。这项按摩可促进乳房局部的血液循环，增加乳房的营养供给，并有利于雌激素的分泌。

（四）沐浴乳房

　　在沐浴时，使用莲蓬头冲乳房，最好进行冷热交替喷洒，冷热的交替刺激有助于提高胸部皮肤张力，促进乳房血液循环。

（五）不要节食减肥

　　有些产妇面对自己发胖的身体，急于进行节食减肥，节食的后果是使乳房的脂肪组织也随之受累，乳房随之缩小是必然。对于产妇，体重需要一年左右才能逐渐恢复，因此不要急于节食减肥，应当采用其他方法。

（六）可以多吃的食物

　　雌激素分泌增加时，可使乳房更加美丽。B族维生素是体内合成雌激素的必需成分，维生素E则是调节雌激素分泌的重要物质，所以富含这类营养的食物应该多吃，如瘦肉、蛋、奶、豆类、胡萝卜、莲藕、花生、麦芽、葡萄、芝麻等。

（七）健胸操

最有效、最经济的美乳方法首推健胸操。产后如果及时进行胸部肌肉锻炼，能使乳房看上去坚挺、结实、丰满。但是，健胸运动不是一日之功，需要长期坚持，效果才明显。

二、哺乳期乳房保健

（一）哺乳前

揉一揉乳房或用热毛巾敷一下乳房，有利于刺激排乳，可以避免婴儿过长时间吸吮；哺乳前不能用肥皂、酒精等刺激性强的东西擦乳头，以免乳头被损伤。

（二）哺乳时

一定要将乳头及乳晕大部分放入婴儿口腔中，这样吸吮对乳房牵扯较小，婴儿也容易很快吃饱。

（三）结束前

要用食指轻轻地压婴儿的下颏，让婴儿自然地吐出乳头，千万不要硬拽乳头，反复硬拽可引起乳头或乳房的损伤。

（四）哺乳后

可用少许自己的乳汁涂抹在乳头上，由于人乳有丰富的蛋白质，可对乳头起到保护作用。

三、哺乳平坦乳头保健

乳母先天性乳头颈短平、个别内陷乳头产前未完全纠正或乳房过度充盈累及乳晕部致使乳头较平坦。平坦乳头保健，见下表。

平坦乳头保健

序号	类别	保健措施
1	哺乳前	（1）乳母应取舒适松弛的坐位姿势 （2）湿热敷乳房3~5分钟，同时按摩乳房以刺激排乳反射

续表

序号	类别	保健措施
1	哺乳前	（3）挤出一些乳汁，使乳晕变软，继而捻转乳头引起立乳反射。乳晕易连同乳头被婴儿含吮，在口腔内形成一个易使吸吮成功的"长乳头"
2	哺乳时	（1）在婴儿饥饿时，先吸吮平坦一侧乳头。此时，吸吮力强，易吸住乳头和大部分乳晕 （2）婴儿应取环抱式或侧坐式喂哺，以便较好地控制其头部，易于固定吸吮部位 （3）若吸吮未成功，可用抽吸法使乳头凸出，并再次吸吮
3	哺乳结束	可继续在两次哺乳间隙戴乳头罩

 特别提示

对暂时吸吮未成功婴儿，切忌应用橡皮乳头，以免引起乳头错觉，给吸吮成功带来更大困难。

四、哺乳乳头微裂保健

乳头微裂主要是由于婴儿含吮姿势不正确，分娩后未能掌握正确喂哺技巧，在乳头上过度使用肥皂和酒精干燥剂之类刺激物以及婴儿口腔运动功能的失调等。乳头微裂保健，见下表。

乳头微裂保健

序号	类别	保健措施
1	哺乳前	（1）乳母应取舒适松弛的喂哺姿势 （2）湿热敷乳房和乳头3～5分钟，同时按摩乳房以刺激排乳反射 （3）挤出少量乳汁，使乳晕变软易被婴儿含吮
2	哺乳时	（1）先在损伤轻的一侧乳房哺乳，以减轻对另一侧乳房的吸吮力 （2）让乳头和大部分乳晕含吮在婴儿口内

续表

序号	类别	保健措施
2	哺乳时	（3）交替改变抱婴位置（一次为卧位，则另一次为坐位），使吸吮力分散在乳头和乳晕四周 （4）频繁地哺乳 （5）在喂哺结束后，等到婴儿放下乳头，再把婴儿抱离，或产妇因某种原因，不得不中断喂哺，则用食指轻轻按压婴儿下颌，温和地中断吸吮
3	哺乳结束	（1）挤出少许乳汁涂在乳头和乳晕上，短暂暴露和干燥乳头。因乳汁具有抑菌作用且含有丰富蛋白质，能起到修复表皮的功能 （2）穿戴棉制宽松内衣和胸罩，并放置乳头罩，以利于空气流通，皮损愈合

 特别提示

如果乳头疼痛剧烈，可暂时停止母乳喂养24小时，但应将乳汁挤出，用小杯或小匙喂养婴儿。

五、哺乳乳房过度充盈保健

乳房过度充盈指乳房内血液、体液和乳汁的积聚过多，这是由于不适当或不经常哺乳所致。通常在24~48小时内进行有效护理将有助于减轻症状。

（1）哺乳前，将乳房湿敷3~5分钟，随后柔和地按摩、拍打和抖动乳房。用手或奶泵挤出足够奶汁使乳晕变软，以便婴儿正确地含吮乳头和大部分乳晕。

（2）哺乳时频繁地哺乳，将乳汁排空。

（3）哺乳后应戴支持胸罩，改善乳房血液循环。

六、哺乳乳管阻塞保健

常见于继发性乳汁郁积、不经常哺乳、不完全吸空乳房以及乳房局部受压所致。乳管阻塞保健，见下表。

哺乳乳管阻塞保健

序号	类别	保健措施
1	哺乳前	患侧乳房湿热敷3~5分钟并做乳房按摩、拍打和抖动
2	哺乳时	（1）在阻塞一侧乳房进行哺乳，因饥饿的婴儿吸吮力最强，有利于吸通乳腺管 （2）吸吮乳头和大部分乳晕含吮在婴儿口内，使之有效地吸吮 （3）每次哺乳改变抱婴姿势，充分地吸空各叶乳腺管 （4）哺乳同时按摩患侧乳房，有助于乳腺管畅通 （5）频繁哺乳，将乳汁排空，如果婴儿因某种原因不肯吸奶则将奶挤出
3	哺乳结束	（1）充分休息 （2）选用合适胸罩

七、哺乳乳腺炎保健

乳腺炎常由乳头皲裂引起，也可因未及时治疗乳腺管阻塞或乳房过度充盈所致。下面介绍几种哺乳期乳腺炎预防、自我保健的方法，供参考。

（1）哺乳期应保持乳头清洁，每次喂完奶应使乳汁吸空。如吸不空或奶胀感，应用手挤或用吸乳器排空。

（2）急性乳腺炎早期可用热毛巾敷，也可用桑菊膏或拔毒膏、独角膏、消炎膏、红药膏等外敷。同时，口服或注射消炎药物。如果形成脓肿，就必须及早去医院，请医生处理。

（3）哺乳期用橘核30克煎水服，可防止乳汁淤滞。产后每次喂奶前后用3%硼酸溶液或温水洗净乳头及乳晕。

（4）乳头如被吸破，应及时治疗。若乳头皲裂，可涂鱼肝油铋剂，蓖麻油铋剂。喂奶前则要将药液擦净。皲裂严重时暂停喂奶，用手将乳汁挤出或用吸奶器将奶吸出，伤口愈合后再喂奶。

（5）患病期间要停止喂乳，饮食要清淡。如发生乳汁淤积，可局部热敷或用吸奶器将乳汁吸出，用手从乳房四周向乳头方向轻轻按摩。

八、预防乳房下垂

很多产妇都有乳房下垂现象，那么怎样预防乳房下垂呢？产妇可以从六个方面预防乳房下垂现象出现。

（1）在产后应尽早给孩子哺乳。即使产后暂时还没有乳汁，也应让婴儿吮吸一下乳头，以起到刺激作用，让乳房早点产奶。

（2）喂奶前要洗手，然后轻轻地按摩乳房，以刺激泌乳反射。喂奶时，要先用清洁的温水将乳头洗干净，再用毛巾擦干。

特别提示

不能用洗涤液、肥皂、酒精擦洗，以避免化学物质附在乳头上。喂完奶后，最好用手挤出一滴奶，擦在乳头周围，以保护乳头。

（3）由于乳头皮肤黏膜很娇嫩，一定要在婴儿吮吸时采用正确姿势。不要让婴儿只把乳头含在嘴里，而要含住乳头和大部分乳晕。只含乳头容易使婴儿因吸不到奶拉扯乳头，将乳头弄伤。

（4）为避免乳房下垂，可用纯棉胸罩将乳房托起，胸罩尺寸比平时稍大。也可选择一种专为哺乳设计的胸罩，能在前面解开，对预防乳房下垂有一定作用。若有乳汁淤积或因某些原因暂时不能喂奶时，应及时把乳房内的奶挤出。

（5）乳头如果出现凹陷，在孕期就应该及时纠正。可用双手手指在乳房皮肤周围做"十"字形牵拉，以使乳头从凹陷处弹出。

（6）如果乳头有破损，可在乳头上涂抹一点甘油或红霉素药膏；如破损较严重，涂抹后还不见效，就应及时到医院就诊。

九、断奶乳房保健

（一）断奶后溢乳注意事项

（1）少喝水，吃饭时少喝汤，有利于减少乳汁的产生。

（2）内分泌系统有反馈机制，哺乳期间不断喂奶，就会刺激乳房定时泌乳；反之，不去刺激乳房，那么乳汁就会慢慢地被"憋"回去。

（3）如果乳汁分泌得比较旺盛，那么可以用一些药物来促进乳房恢复。

（二）断奶后戴胸罩的好处

（1）可以防止乳房下垂。

（2）避免乳房因胀奶、下坠而造成慢性损伤，降低碰撞、颠簸给乳房带来的伤害。

（3）对乳房皮肤恢复弹性有一定帮助，因为乳房如果长期下坠，其皮肤弹力纤维就会越来越松。

特别提示

断奶后，胸罩应根据乳房恢复状况，随时进行调整，不仅要调整罩杯的大小，也要注意调整肩带的松紧。

第三节 乳房健美操

一、美胸健身操动作

（一）动作一

要求腰背部紧贴台阶凳，以保护下背部。两手各握一哑铃，手掌向前，关节冲上。手握哑铃向胸部两侧伸出，高于身体。注意手腕要直，与手成一直线。肘部要刚好低于台阶凳。

垂直向上伸出哑铃，两臂完全伸展，同手腕、两肘与两肩成一直线。数两下，举起哑铃时呼气，举起后数一下，坚持；然后数四下，放下哑铃回原位，吸气。重复2组10次。

（二）动作二

躺在有氧台阶上，使头、背和臀部都在凳上。大腿拉向胸部，双脚踝交叉。

两手握住一个哑铃向上伸直，然后缓缓向后落下直至脑后，落下时吸气，举起时呼气。一定要控制好速度，如果太快就无法锻炼到胸前肌肉。重复此美胸健身操动作3组10次。

（三）动作三

这个动作既可以锻炼胸部，也可以锻炼肩膀和手臂。坐在地上，双腿交叉。双手中间夹一个球（也可以徒手做，即双手紧握），注意使小臂与地面平行。双手挤压球，感觉胸部用力，保持1～2秒，然后松开。重复此美胸健身操动作2组20次。

（四）动作四

俯卧撑，这个动作很常见，不过许多人都是双膝着地。此美胸健身操动作2组10次。

二、乳房保健操

保健操能达到使胸、肩、背、腹等身体部位得到锻炼目的，消除乳房闷胀刺痛、胸背组织酸涩等症状。

乳房保健操的动作步骤，见下图。

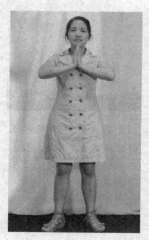
步骤一：双脚打开与肩同宽，双手合十

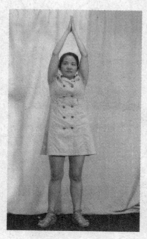
步骤二：双手合十尽量上举，直至伸直

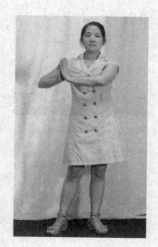
步骤三：双手合十平胸，缓缓右推，至右肩

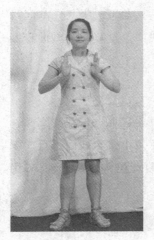

步骤四：分开合十，
左右手心相对，与胸部
平行

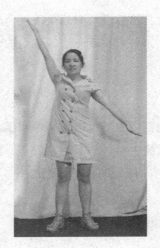

步骤五：右手向上、向
前伸直，手心向上，左手
向左后伸直，手心向下

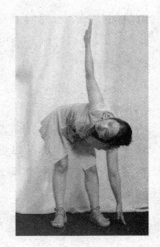

步骤六：左右手随自
然方向伸直，左下腰90
度，眼盯右手方向

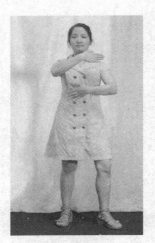

步骤七：两手弯曲，
随右胸上下绕动

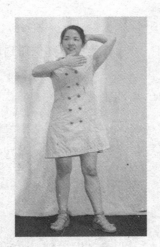

步骤八：左肩绕单肩
向后

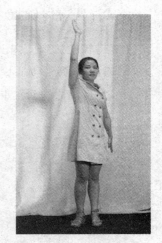

步骤九：右肩绕单肩
向后，双肩交替往后绕

乳房保健操步骤图

三、调理性练习

这一组舒缓性练习，主要是针对甲状腺胸腺荷尔蒙分泌不足，以及与乳房相关联的肌肉缺乏弹性造成松弛而设计的。

 特别提示

　　在做这套练习时要注意做前排空肠胃，不吃东西，洗澡前后不马上做，月经期不做，有颈椎病、高血压等不宜做或在医生指导建议下做，在新鲜空气流通的房间做，不穿鞋。

（一）莲山的姿势

　　方法：简易交叉坐，脊背伸直，肩放松，下巴微收，双手合十。呼吸均匀、缓慢。吸气双手上举，用力伸展侧腰，以此姿势静止，把意识集中在身体两侧。做5次深呼吸，回到原位。

　　效果：让胸肌具有弹性，通畅淋巴液。

（二）骆驼的姿势

　　方法：跪地，双手叉腰，吸气身体后弯，保持3～5次呼吸。如果可以把一只手移到脚后跟，尽力使腰向前凸出。如果可以把左脚移到右脚心，则可将右手向上举起，保持同样呼吸。换另一侧相同。

　　效果：刺激胸部丰满，通畅液体平衡。

（三）肩背扣式

　　方法：简易交叉坐，左臂屈头后，右臂屈背部。左右手相扣，背伸直，保持3～5个呼气，呼气缓慢。换另一侧相同。如双手够不着，可双手拉住一条带子。

　　效果：丰胸，通畅淋巴液循环。

四、丰胸健美操

（一）胸前平举

　　（1）两脚开立比肩稍宽，两膝稍屈，两臂伸直向两侧平举与肩齐高，掌心向前。

　　（2）呼气，两臂伸直向胸前合拢至两手指梢触及。

（3）吸气，两臂伸直水平地向两侧张开还原。

（二）胸前交叉

（1）两脚开立比肩稍宽，两膝稍屈，两臂伸直向两侧平举与肩齐高，掌心向前，掌心向上。

（2）呼气，两臂伸直水平地向前合拢，右手在上，左手在下，交叉于胸前，吸气，两臂伸直两侧张开还原。

（3）两臂再次向胸前合拢时，右手在下，左手在上交叉胸前，左、右交替。

 特别提示

两臂伸直向两侧水平张开还原时，两肩均向后展开，使胸部有拉紧扩张的感觉。

（三）胸前平推

（1）左脚在前，右脚在后成弓步，两膝稍屈，两臂屈肘向两侧抬起至与肩齐高，掌心向前，手指互握。

（2）呼气，两手水平地向前推出至两臂完全伸直，应感到胸大肌有夹紧感。吸气，两手循原路收回势。

（四）胸侧上举

（1）两脚开立比肩稍宽，膝稍屈，两臂向上抬起至与肩齐高，使前臂与上臂间成直角，掌心均向前。

（2）呼气，以肩关节为转动支点，手臂下旋，手背向前；吸气，前臂上旋，还原。

（五）胸前合伸

（1）两脚开立比肩稍宽，两膝稍屈，两臂伸直向两侧平举与肩齐高，掌心向前。

（2）两臂向胸前夹拢，两肘尖抵触，掌心相对合拢。

（3）吸气，以肩关节为移动支点，做向上动作，两肘垂直向上升起至不能再高时为止；呼气，肩关节下压，同时两肘、前臂向下移还原。

（六）胸前合展

（1）两脚开立比肩稍宽，两膝稍屈，两臂伸直向两侧平举与肩齐高，掌心向前。

（2）两臂向两侧上方举起，屈肘使两手掌心位于头顶上方，手指交叉互握。

（3）呼气，以肩关节为转动支点，向内运动，使两肘合拢至两前臂在面部前贴拢，吸气，肩关节向外旋转，同时使两前臂向两侧张开还原。

（七）膝垫俯卧撑

（1）俯卧在地板上，两膝盖抵地，小腿相互交叉紧贴，两手撑地，两手间距离与肩同宽，挺胸收腹，腰背平直。

（2）呼气，上身下压至胸部将贴近地面，吸气，两臂用力伸直还原。

 特别提示

　　开始练习时，如感到身体下压较低有困难，可以先做1/4下压，待臂力增强后，再逐渐降低身体下压的深度。

（八）逼侧上提

（1）两脚开立比肩稍宽，两膝稍屈，两臂伸直向两侧平举与肩齐高，掌心向前。

（2）两手半握拳，下垂于下腹前，掌心向内。

（3）吸气，两上臂向两侧上方提起至最高为止，两前臂下垂，并向内钩，应有胸大肌向上充分伸展的感觉；呼气，两上臂下压，还原，胸大肌有向内收缩感。

第四节 乳房保健中医食疗

一、乳房保健中医食疗口诀

乳房保健中医食疗口诀

黄瓜减肥有成效，抑制癌症猕猴桃。

番茄补血助容颜，莲藕除烦解酒妙。

橘子理气化痰好，韭菜补肾暖膝腰。

萝卜消食除胀气，芹菜能治血压高。

荠菜利尿排毒素，菜花常吃癌症少。

冬瓜消肿又利尿，绿豆解毒疗效好。

木耳抗癌散淤血，山药益肾浮肿消。

海带含碘治瘿病，蘑菇抑制癌细胞。

胡椒除寒能祛湿，葱辣姜汤治感冒。

吃梨润肺化痰好，苹果止泻营养高。

益肾强腰吃核桃，健胃补脾吃大枣。

重视食疗常采用，有益健康身体好。

二、乳房保健家常食疗口诀

乳房保健家常食疗口诀

常吃萝卜和葱姜，不用医生开药方。

萝卜缨子不要钱，止泻止痢赛黄连。

常吃芹菜不用问，降低血压喊得应。

黄瓜鲜脆甜，常吃美容颜。

吃了十月茄，饿死郎中爷。

多吃紫茄煮米饭，黄疸肝炎好得快。

多吃番茄营养好，貌美年轻疾病少。

包饭用荷叶，清香又解热。

鲜藕止血，熟藕补血。

韭根韭叶，散淤活血。

盐醋防毒消炎好，韭菜补肾暖膝腰。

大蒜不值钱，能防脑膜炎。

大蒜是个宝，抗癌效果好。

早晨吃片姜，赛过人参鹿茸汤；

冬天一碗姜汤，祛风去寒赛仙方。

鼻子不通，吃点大葱。

夏天一碗绿豆汤，解毒祛暑赛仙方。

红枣茵陈汤，肝病好单方。

红枣芹菜根，能降胆固醇。

核桃山中宝，补肾又健脑。

五谷以养，五果为助，五畜为益，五菜为充。

本章习题：

1. 产后乳房的保健方法有哪些？

2. 对平坦乳头应采取哪些保健措施？

3. 对乳头微裂应采取哪些保健措施？

4. 对乳管阻塞应采取哪些保健措施？

5. 断奶后溢乳应注意哪些事项？

6. 断奶后戴胸罩有哪些好处？

参 考 文 献

[1] 骆红星，高建飞主编. 中医催乳手册. 武汉：湖北科学技术出版社，2010

[2] 李红萍编著. 催乳按摩彩色图解. 沈阳：辽宁科学技术出版社，2009

[3] 吕文良主编. 产后催乳回乳方法. 北京：金盾出版社，2006

[4] 刘静波主编. 孕产妇营养配餐. 北京：化学工业出版社，2007

[5] 史锁芳主编. 中医经典产后调养. 南京：江苏科学技术出版社，2009

[6] 刘清国编著. 产后经络调理全书. 长春：吉林科学技术出版社，2009

[7] 朱凤莲，王红. 催乳师上岗手册. 北京：中国时代经济出版社，2011